U0189574

我在
美国当医生

田穗荣　著

科学普及出版社
·北　京·

图书在版编目（CIP）数据

我在美国当医生 / 田穗荣著 . — 北京：科学普及出版社，2016.9

ISBN 978-7-110-09448-8

Ⅰ. ①我… Ⅱ. ①田… Ⅲ. ①医疗保健制度 – 概况 – 美国 Ⅳ. ① R199.712

中国版本图书馆 CIP 数据核字（2016）第 202041 号

图书策划 杨虚杰
特邀策划 陈 勇
责任编辑 王卫英
装帧设计 中文天地
责任校对 刘洪岩
责任印制 马宇晨

出版发行 科学普及出版社
地 址 北京市海淀区中关村南大街 16 号
邮 编 100081
发行电话 010-62173865
传 真 010-62179148
网 址 http://www.cspbooks.com.cn

开 本 880mm × 1230mm 1/32
字 数 130 千字
印 张 6.25
版 次 2016 年 9 月第 1 版
印 次 2016 年 9 月第 1 次印刷
印 刷 北京凯鑫彩色印刷有限公司
书 号 ISBN 978-7-110-09448-8 / R · 858
定 价 32.00 元

目录

从中国医生到美国医生

俞培荣

1984 年，我从苏州医学院毕业到北京协和医院做外科临床研究生，这是中国第一届试点外科临床研究生。当时胆道镜下胆管取石术刚在日本开展，这也是我的临床课题。两个月后，我终于能开展这项工作，也算为北京协和医院填补了一项空白。

经过北京协和医院 5 年的基本外科训练，经张建希教授推荐，我到美国哈佛大学医学院麻省总医院，在著名外科学家约翰·F·布克教授手下做助理研究员。两年后，又到美国布朗大学医学院胃肠道生理实验室，之后晋升为布朗大学医学院助教，还作为联合研究者获得了美国 NIH（美国国立卫生研究院）的研究基金。

再当住院医师

尽管在布朗大学实验室站稳脚跟，但我没有忘记外科，做梦也想再做外科医生。可是在美国，做外科医生非常难，即使土生土长的美国人，进外科也面临着激烈竞争。首先，医学院的生源必须是本科毕业的高材生。其次，只有出类拔萃者才能完成医学院的学业。最后，只有完成学业的佼佼者才能进入外科住院医生训练。因此，大部分的毕业生只能选择其他科室，比如内科、病理科、麻醉科等。虽然我也觉得进入外科住院医生训练的希望渺茫，但不甘心，决定拼一次。

在美国，申请住院医生训练，必须得通过两门考试。第一个是美国医学执照考试，分为两部分：基础课考试（step 1，科目一），包括解剖、生理、病理、药理等；临床课考试（step 2，科目二），包括内科、外科、儿科、妇产科等。即使过了这一关，对于外国医学院的毕业生，还有一门口试，好在我当时申请的时候还没有口试。其实，光科目一和科目二就很难了，很多外国毕业生考好几年才能通过。我没太多时间准备，只想拼一下。

我请假3个月，由于拿到了NIH基金，主任爽快地批准了。我先参加科目二考试，4个半天，每天3个小时，180多道题。第一天题都没做完，做完而有把握的也只有四分之一。第二天考试，已不抱希望。可放松后，潜能却出来了，不但全部做完，感觉也更好，但总的来说希望不大。虽然一个月后就要考科目一，可已没信心，思前想后，认为得对自己有个交代。拿模拟题一做，竟然80分以上，信心大增。科目一考后感觉很好。

成绩单寄来，看到“通过”（pass）字眼，差点晕过去，而且两门一起过。这么难的考试在这么短的时间内都通过了，还有什么困难不能克服吗？于是对申请外科住院医生训练充满信心。可申请了 20 多个后，只接到 3 个面试通知，面试后开始竞争（match），然后等待结果。不出所料，没戏。好在没竞争上的人，大部分可以找到一个所谓预备项目（preliminary program），持续 1~2 年，但仍然不能保证进入正式项目。

经老板推荐，我进入布朗大学医学院外科预备项目，试用一年。美国住院医生训练第一年称为实习生。当我向老板（胃肠外科的主任）辞职时，他半开玩笑、半认真地说："你已经是布朗大学医学院的副教授了，那不是闹着玩的，真的要重新做实习生吗？"我说："是的，我一辈子就想做外科医生。"他说："那好，你去吧，但要记住你已经没有退路了。"他的话对我是一个很大的鼓励，不过并没有完全明白"没有退路"是什么意思，当我进入外科住院医生培训后，才知道什么是"没有退路"。

在美国做住院医生比我想象的要苦 100 倍、1000 倍。在国内，已经觉得协和医院的住院医生训练比其他医院苦多了，但与美国相比根本不算什么。美国外科住院医生平均每周工作 100 个小时以上，有些甚至达 136 个小时，我所在的医院是 100~120 个小时。每 3 天要值一次夜班，第二天不能休息，接着工作。值夜班也没有睡觉的可能，事情很多。美国的外科患者年纪比较大，七八十岁甚至八九十岁做手术的很常见，而且合并症多，比如高血压、糖尿病、心脏病、周围血管病、脑血管病等。患者术后出现任何内科方面的问题，也都要由外科住院医生处理。内科知识在国内就学得少，现在几乎忘光，一切都得重新学习，因此，感觉住院医生太苦、太难了。直到一年后，我才基本得心应手。我觉得自己是全科医生。

美国住院医生培训是一种淘汰制度，干得不好随时被淘汰，因此，每个住院医生都很卖力，竞争激烈，而且以后找工作都要靠上级医生推荐（住院医生是一种临时训练，毕业后得重新找工作）。在普通外科训练期间，我们还要轮转到其他外科的专科，比如胸外科、心脏外科、脑外科、泌尿外科、骨科、血管外科和外科 ICU 等。美国的创伤患者很多，创伤外科很先进，在培训期间，在创伤的急救、加强医疗方面我也学了很多东西。住院医生每年要主刀完成 400~700 台手术，第四、第五年能主刀做 whipple（胰十二指肠切除术，普外科最复杂的手术之一），毕业时所有大手术都能独立完成。美国的住院医生一旦毕业，都能独立工作，独立管理自己的患者，不需要由高年资医生指导。

从事 3 年普通外科之后，我发现这不是我想要的专业。我觉得美国的普通外科实在太“普通”，经常做些乳腺活检、疝气之类的小手术，复杂的手术很少。美国的训练理论要求高，实操反而不如中国。于是，我开始寻找新的方向，整形外科对技术的要求在外科各专业中算最高的。但这也是美国所有外科专科中竞争最激烈的，想进整形外科，难度异乎寻常。整形外科培训的传统途径是，先完成 5 年的普通外科住院医生训练，再做 2~3 年整形外科住院医生，这条叫独立途径（independent pathway）；后来又出台一条新的途径叫组合途径（integrated program）：即做 3 年普通外科住院医生，再做 2~3 年整形外科住院医生。我当时已将完成 3 年普通外科住院医生培训，已有资格申请整形外科住院医生。在申请了 15 个项目后，总算得到 5 个面试机会 。那时，我的语言水平提高了不少，对各种面试也比较有经验了。但这个行当里汇集了美国最优秀的人才，而且几乎清一色白人。

考官问："我们为什么要选择你？"我说："因为我和别人不一样，我的科研经历、我的国际化背景和我在中国 5 年普通外科，再加上美国 3 年普通外科住院医生的培训，这都是我独一无二的特长。"这次，我竞争上了，来到了密尔沃基市威斯康星医学院。主任是有名的整形外科前辈，曾是 MD 安德森癌症中心的第一个整形外科医生，是 MD 安德森癌症中心整形外科的奠基人。他在 20 世纪 80 年代中后期离开 MD 安德森癌症中心，来到密尔沃基领导整形外科。进入整形外科后，果然发现手术技巧比普通外科高得多，尤其是显微外科手术，这可以充分发挥自己的才能，我如鱼得水。

美国整形外科住院医生培训的范围很广，从颅面到手外科、创伤外科、显微外科、乳房重建及其他各种修复重建和美容手术。住院医生培训期间，我每年的手术量达到 1000 多例，在训练过程中，逐渐对显微外科以及大型的整形修复，特别是一些新的皮瓣产生了浓厚的兴趣，尤其是股外侧皮瓣（ALT flap）。尽管这个皮瓣在 20 世纪 80 年代，已由北京协和整形医院的教授在英国整形外科杂志上首次发表，但是一直没流行，尤其是在西方，几乎没人做。

有一次我在 VA Hospital（退伍军人医院）看到一个因为下肢瘫痪而长褥疮的患者，他做了很多次褥疮修复术，但后来褥疮又复发了，已经没有其他选择来修复褥疮了。医院主任对我说："你想想办法，看能不能把褥疮修复了。”我找来关于ALT皮瓣的文献，把手术过程背得滚瓜烂熟，与医院主任一起做了这例手术。手术很成功，主任非常高兴，请我吃了午饭。从此以后，我们就开始了ALT皮瓣的生涯，很快就在《整形与重建杂志》上发表了文章，这是美国第二篇关于ALT皮瓣的文章。这也为我后来在这方面做的大量工作奠定了良好的基础。

现在想做出些新东西已经很难，不像以前，新的皮瓣不断被发现。但在修复学科里，还有一个领域没人敢碰，那就是气管修复。我以前对气管修复一无所知，但我在做整形外科住院医生时了解到，马特劳布教授从20世纪80年代就开始做气管修复的动物实验，在老鼠和狗身上做，但一直没有机会在人身上做。后来他把动物实验的结果写文章寄给杂志社，杂志社非常认可，寄回来让他修改，但他忘记了，所以他在这方面的成果一直没有正式发表。毕业前，他把我叫到办公室，指着所有的研究材料说：“这是我10多年来在气管修复方面研究的心血，在密尔沃基已没有机会再往下做了，希望你把它们带到MD安德森，有一天在患者身上把气管重建的工作开展起来。”我非常感动，教授将多年的心血无私地给了我。

做整形外科住院医生期间，由于我在外科手术方面的经验，再加上勤奋努力，上级医生非常喜欢我。我曾帮助几位教授做实验室基础研究的经历也起了很大作用，我成了医院里的“红人”，成了住院医生的榜样，他们还给我颁发了奖章。自从我把ALT皮瓣做起来后，就成了这方面的专家。毕业时，每个医生都乐意为我推荐。由于主任是从MD安德森过来的，对老雇主一直有感情，再加上我对整形和显微外科的兴趣，主任就帮我联系了 MD 安德森。MD 安德森的整形外科在显微修复方面是美国最好的，也最有名，虽然要进这样的地方一般还需要 1 年的显微外科和肿瘤修复重建的轮转（fellowship），但由于我技术已算熟练，所以这些教授都为我担保，认为我不需要轮转。不久，我收到 MD 安德森癌症中心整形外科的正式聘请。

在 MD 安德森的日子

2001 年，我从密尔沃基来到得克萨斯休斯敦 MD 安德森癌症中心，正式开始了显微外科肿瘤学重建的生涯。

MD 安德森癌症中心是美国乃至全世界顶尖的肿瘤中心之一，因其浅粉红的建筑而被称为“粉红宫殿”。宏伟的医院大厅里摆放着大型钢琴，白天有志愿者演奏，这里与其说是医院，倒不如说是五星级酒店。医院主楼对面有一栋独立的办公大楼，在这里，医生们有单独的办公室，还配有专门的秘书。目前，我们的整形外科已有 17 名整形、显微外科医生，是美国拥有全职医生最多的整形外科。

乳腺和头颈部重建是我们医院的两个重要部分。另外，还有躯体重建，比如胸壁、腹壁、背部、脊柱、骨盆以及四肢等，我们不做单纯美容性质的手术。

刚到 MD 安德森时，科里只有 10 名医生，杰弗里·罗伯医生（Dr. Geoffrey Robb）是我们的主任。当时我问我自己：“怎样才能在这么顶尖的科室里做得出色呢？”我不想做一个平庸的整形外科医生，我希望以独特的贡献而与众不同。当时MD安德森还没人会做ALT皮瓣，而且全美国几乎都没人会。我给自己订了个“五年计划”：第一，在MD安德森和全美国推广ALT皮瓣；第二，找出ALT皮瓣新的用途；第三，我希望把马特劳布医生在气管重建领域所做的工作开展起来。

然而，在MD安德森这样的地方开展新东西并不容易。所幸，主任罗伯医生非常支持我。第一年，我就完成了50个以上的ALT游离皮瓣，并且建立起ALT皮瓣穿支系统的命名。阻碍ALT皮瓣广泛应用的一个最大障碍就是它复杂的穿支系统的解剖关系，因为它们存在太多变异。我想找出一条可循的规律。我发现穿支血管主要集中在三个地方，最恒定的位置是在髂前上棘和髌骨外上角连线的中点，另两个穿支的位置则分别位于这个点的上方和下方大约5厘米处。基于这些，我建立起ALT皮瓣的“ABC系统”，就是说A、B和C代表三个穿支的位置，“ABC系统”让初学者很容易掌握，并很快得到推广。

自从我把ALT皮瓣介绍进MD，它很快取代了VRAM皮瓣成为主力软组织皮瓣，尤其是在头颈部重建方面。从2002年起，我就一直在美国整形外科医生协会的年会上讲授这个皮瓣，并培训了大量的住院医生、实习生和其他外科医生。因此，我对ALT皮瓣在美国的广泛应用起到了很大的作用。

ALT皮瓣的优点之一，就是可以用股外侧皮神经进行感觉神经移植。我用有感觉的ALT皮瓣进行部分和全舌切除后感觉恢复的重建。我发现感觉神经移植后，皮瓣的感觉恢复很完全，经过放疗后的皮瓣感觉恢复会延缓半年左右。部分和全舌切除的患者，用有感觉的 ALT 皮瓣重建后，和无感觉神经的 ALT 皮瓣相比，吞咽功能明显改善，总的感觉好很多。

全喉切除术后，传统上患者需要用电子喉发音，音质很差。近年来，气管食管穿刺（TEP）成为喉切除术后发声的金标准。但是这个技术很少用于游离皮瓣咽食管重建。在几个患者身上，有人试图将 TEP 用于空肠皮瓣，但患者说话感觉很“湿”，而且很费力，因为空肠产生了大量黏液，而且失败率也很高。我们将 TEP 用于 50 多个 ALT 皮瓣咽食管重建的患者，80%的患者都能恢复流利的讲话，这个百分率几乎能够赶上全喉切除术后没用游离皮瓣重建的患者发音的质量，这也是 TEP 发音的最高质量。

头颈部重建最大的挑战是对付“冰冻颈”，常由放疗和外科手术引起，颈部缺乏组织层次而由疤痕组织代替。这种状况在喉癌术后复发、咽皮瘘和下颌骨放射性骨坏死伴瘘管中最为常见。在这部分患者中实施重建有三个主要障碍：①因为放疗对血管的损害，手术十分困难，分离时可能出现危及生命的颈动脉破裂；②除了需要对食管气管缺损或下颌骨缺损进行重建，还常常需要同时修复颈部皮肤缺损；③缺乏受区血管。既往很多这样的患者都不予重建，或者需要两支游离皮瓣或游离皮瓣 + 带蒂皮瓣进行缺损修复，难度极大。术中常常需要寻找内乳血管、头静脉，甚至锁骨下血管作为游离皮瓣的受区血管，因而手术风险和难度都很大。面对这些困难，我开始探索用颈横血管作为受区血管。这些血管在整形外科的学术界中知之甚少，也极少被报道。这些血管常位于放疗区外，因此相对容易解剖。我发现约 90% 的患者都可用颈横血管。因此，利用这些血管实施手术能迅速解决上述三大问题中的两个，不仅避免了颈动脉破裂，还提供了皮瓣的受区血管。而使用双皮岛的 ALT 皮瓣也很好地解决了问题三，同时修复颈部皮肤缺损。这种新手术方式，使以前极其复杂的手术变得简单易行，也显著地减少了外科手术风险，并改善了患者的生活质量。

我也是第一个开展用 ALT 皮瓣做盆腔和会阴部重建的人。很多患者在直肠癌复发后需要进行全盆腔清扫和结肠造瘘、尿道造瘘。造瘘后使用 VRAM 皮瓣和股薄肌皮瓣进行重建显然过小，而 ALT 皮瓣联合股外侧肌实施重建，既简单又可靠。

在工作的前两年，我成功地完成了 ALT 皮瓣的创新运用并在全美国推广，为大量的头颈部重建确立了新的金标准。之后，我便开始探索和尝试风险较高的气管缺损的显微重建手术。大的气管缺损重建手术几乎没有成功的先例。这种缺损主要由甲状腺癌、食道癌、原发气管癌、先天性缺损以及创伤引起。很多有较大气管缺损的患者被认为无外科手术指征而无法接受外科治疗。我的目标就是为这些“无手术指征”的患者成功实施缺损修复，从而为他们力争一线生命的曙光。这种重建手术的实施，对气管良性病变及以局部侵犯为主的甲状腺乳头状癌患者意义尤为重大。

另外，我将马特劳布医生 10 多年前的动物研究撰写成论文并发表。他研究的小鼠模型中，设计用 Gore-Tex 管做支撑，筋膜和植皮做内衬的人工气管。根据这一原理，我在美国成功施行了第一例巨大气管缺损的重建，用前臂皮瓣做内衬，人工血管材料做支撑。这名患者术后的气管功能完全正常，并能像正常人一样生活。这个病例后来在2006年的《胸外科年鉴》中刊登和报道，首次见于英文刊物。之后，我又成功实施了10例这种手术，这些患者大多数都能正常生活。

在ALT皮瓣创新、头颈部重建和气管重建方面的“五年计划”三年就完成了。因这些贡献，我于2005年被破格提升为副教授，后又被破格提升为教授。2007年，我获得了Godina奖(整形外科最高奖)，以表彰我在显微重建外科中的突出成绩，从而得到了全美国及国际性的认可。2008年1月，在洛杉矶的好莱坞ASRM年会上，我很荣幸地作了Godina专题学术演讲。

每年，我除了要花大量的时间进行教学和研究，还继续挑战自我，攻克更为复杂的临床问题。其中之一是全食管切除胃代食管失败后的重建。这些患者常常因为纵隔炎和气管食管瘘而危及生命。常常先行清创、引流、食道造口以挽救患者生命，待病情稳定后再行二期食管重建。二期重建时我们采用超灌注（Supercharged）的空肠瓣，拉到颈部的空肠系膜血管行显微吻合。这个手术极其复杂，难度很高。我们是美国唯一常年开展这种手术的医疗中心。在我们的50多个病例中，90%的患者能够经口进食而不需要管饲。伴有气管切除时则更为复杂，除用超灌注的空肠瓣重建食管外，还需做游离ALT皮瓣重建气管。

作为中国医学院的毕业生，能在美国成为一名外科医生，挑战是巨大的，能成为一名整形外科医生甚至显微外科医生更是困难重重，而能够在美国外科学术界有所成就，更是微乎其微了。这都需要极端的努力和自我牺牲，比如长时间的住院医师训练、顽强的意志和毅力，当然也需要好运气。

请国内的读者朋友原谅我使用了大量的专业术语，因为不这么做，我很难解释我在美国做了什么。我的经历只是工作上的经历、专业领域方面的经历，而在美国行医，其复杂性并不是三言两语能讲清楚的。本书的作者田穗荣女士，也是一位在美国行医多年的医生，她的经历、她的观察和思考，为我们呈现了美国医疗状况的完整画卷。

在美国，如何治病，如何行医，美国医患关系到底怎么样，美国为什么会出现以亿计的天价医疗官司……如果您关注这些问题，相信会在本书中找到答案。

第一章

美国医生是怎样炼成的

从普通大学到医学院

在中国，高中毕业可以直接报考医学院，而在美国，必须4年普通大学毕业才能报考医学院。4年普通大学，可以是任何专业，但一定要有数学、化学、有机化学、物理和生物学等必修课的学分。化学和生物学专业一般含有医学院所需要的课程，很多有志于考医学院的学生大多在普通大学期间选择这些专业。

大学成绩的计算方式是：A—4分，B—3分，C—2分，D—1分，F—0分。报考医学院的学生成绩都应在3.7分以上，也就是说大部分课程都是A级。除了平均总成绩，医学院还要看数学、化学等必修课成绩。如英语专业的毕业生成绩是3.7分，而必修课的平均成绩是3分，医学院会谨慎地衡量。

报考条件符合要求，才能参加医学院入学考试，当然，还得具备工作经验，雇主、学校老师的推荐，甚至义工经历等其他条件。

普通大学毕业并拿到学士学位的毕业生从事一般工作，年薪为4万~5万美元，而医生的最低年薪为10万美元，少数能挣50万甚至100万美元（都是税前）。目前，美国婴儿潮人群正迈入60岁，他们对于医疗的依赖随着年龄的增长而增加，所以医生的工作机会和工资都有保障，再加上老百姓对医生非常尊重，在美国，很多人愿意当医生。

美国的医学院有多难考？

医学院的录取比例一般是 20∶1，实际上，由于每人递交多份申请，申请表和入学人数之比为 26∶1。某年，波士顿大学的医学预科有 72 人毕业，而只有 2 人考上医学院。许多大学有非常严格的淘汰制度，例如一所大学医学预科的广告宣称 90% 以上的毕业生能进医学院，但四年的预科不断有学生被淘汰，毕业时已寥寥无几，留下来的都是精英，入医学院的比率当然大。

来自霍普金斯大学的医生说，在上有机化学时，许多学生跟不上，他只好取消课程。我很惊讶，名牌大学学生读不了有机化学？她说你想考医学院，这种科目的成绩得 B 以上，即使勉强及格，考医学院也无望，还会拉低总分数，毫无价值。不如选读擅长的专业，将来攻读硕士博士都容易些。必修课成绩不好的学生，学院顾问会毫不客气地让你放弃当医生的梦想。据我所知，耶鲁、哈佛等名牌大学都是采取类似的淘汰机制，这些名牌大学的学生也不笨，但没有希望又劳民伤财的事他们是不愿意干的。条条大路通罗马，不当医生还是有很多前途美好的工作等着他们。

医学院入学考试很难，故补习班盛行，且费用昂贵，但很多学生仍然一掷千金。一些大学毕业后未被医学院录取的人，只好边工作边复习和继续申请。通常他们会到与医学有关的实验室或医院参与研究工作，与医生博士们共同发表论文。如果表现好，在论文众多作者中占一个位置，实验室的领导会为他们写封漂亮的推荐信。即使成绩差一点，但工作的经验和能力也能让招生官员另眼相看。

有些大学毕业生屡考屡败，但仍不放弃医生梦，怎么办？还有一条路，到加勒比海的岛国或南美国家获得医学学位，再回美国参加医生执照考试。美国人务实，英雄不问出处，不管你在哪个国家学的医，只要能通过考试，能力就会得到认可。正因为此，我这个在中国读了 5 年医学院的人在美国才幸运地成为医生。

很多其他国家医学院的生源就是"落第"的美国人，他们给学校带来了美金收入。所以，这些国家医学院的教学目的就是让学生通过美国的医生执照考试。由于这些医学院的入学条件低，学生素质也相对较低，为了保证毕业生能通过考试，学校也会把那些毫无希望的学生淘汰。一位来自这类医学院的医生告诉我，他入学时有 180 余人，但毕业时只有 30 余人。

医学院学费年均达 3 万 ~5 万美元，当然，公立医学院的费用要低一些，但竞争更激烈。除了少数有钱家庭能负担如此昂贵的费用，大多数学生只能靠贷款。很多毕业生的贷款高达 10 万 ~20 万美元，毕业后要花相当长的时间还贷。而且即使进了医学院，也不等于就能毕业。我所知道的某些医学院 4 年的淘汰率达 10%。某些医学院规定，学生读完前两年的基础课就要参加全国医生执照基础课统考（step 1），考不过的不能读第三年。不及格者必须停学复习，重新考试，及格后才能回校继续读。第四年学生要参加全国医生执照临床课统考（step 2），不及格者不能获得文凭。

炼狱般的住院医生培训

将美国住院医生培训称为炼狱一点都不为过。中国的高三学生极为辛苦，每天学习10余个小时，有的地方一两个月都休息不了1天。每当学生叫苦连天时，老师总是安慰“熬过这一年就好了，到了大学你们想怎么玩就怎么玩”。

美国学生跟中国相反，中学生很幸福，大学生很辛苦——这是由残酷的淘汰率决定的，因此很多国内的朋友惊叹，哈佛大学图书馆凌晨4点还灯火辉煌。好不容易熬到毕业，本想喘口气，可对于继续医学梦想的大学生来说，毕业是跳出火坑跳进地狱，因为等待他们的是住院医师培训。美国医学院的学生在医院奋战20多个小时做一台手术或者照顾一个患者对他们日后成为一名合格的医生很有帮助。在美国这么多年，我一直对中国医学院的学生进入大学后本来该用功掌握一门技术却虚度了光阴而感到遗憾。

美国的住院医生制度已实施了近百年，与其说其艰苦，不如说其残酷，甚至有点惨无人道。以前，住院医师通常每周工作110个小时，相当于1周工作7天，每天15小时，没有星期六，也没有星期天。老一辈医生解释这种训练方式是由患者不可预测的病情决定的，如果一天只工作8小时，就不能及时照顾患者，观察病情的变化，也就无法真正掌握这个疾病，当然就不能成为一名合格的医生。有一位外科住院医生在 36 小时内只歇了 2 个小时，刚做完一个手术，已是傍晚时分。患者还没离开手术室，她就接到通知，去做另一个紧急心脏手术，她哭了起来，哭完以后，她又干了个通宵。

但物极必反，1984 年有一位医生连续工作了 36 小时，因疲劳过度造成医疗事故致患者死亡。于是 1989 年纽约州立法规定，住院医生工作时间每周不得超过 80 小时，连续工作时间不能超过 12 小时，两个班之间的间隔至少为 8 小时，每周至少有一次连续 24 小时的休息。注意，尽管住院医生是这个法律的受益者之一，但这个法律的本意是为了保障患者的利益，怕出医疗事故，并不是为了保护住院医生。

有极少数住院医生受不了这种苦，常常不能完成工作量。对这些住院医生，如果是疾病造成的，科室会允许他们看病、治病、休息，直到身体复原后再回来工作。对于精神压力所造成的忧郁或焦虑症，科室会建议他们看心理医生。不过治病、休息花去的时间还是得补回来，否则就不能完成培训。说白了，想当医生，要么有足够的体力和顽强的意志，要么干脆放弃。培训单位不会降低培训标准。如果你无法忍受或表现差强人意，科室会建议你转行，还会尽量帮助你，比如提供合理的建议和信息、为你写推荐信等。美国人在这些方面比较看得开，我知道有极少数的美国医学院毕业生放弃医生的梦想，到银行、药厂任职，也有人转行做时装设计，还有人到大学里担任生理、病理、解剖课的合同教师。

美国的住院医师培训时间是 3~8 年，短的如内科、儿科、放射科等是 3 年，时间最长的是心胸外科、整形外科、结肠外科等，都是 8 年。培训费由国家出，每人每年 10 万美元。这包括住院医生的薪水，每年 3 万 ~5 万美元，前几年少一些，每月两三千美元，最近几年涨到每月 4000 美元左右；还包括为住院医生购买的各种保险费用和支付培训费用等。

在美国，有 1700 多所医院有资格搞住院医生培训项目，每年有大约 16000 名应届医学毕业生和大约 17000 名独立申请人，他们一起竞争 23000 个住院医生培训计划的名额。进入住院医生培训计划的 3 个基本程序是：申请、面试和选择录取。培训岗位的选择由毕业生自愿申请、网上申报，由 2~3 名专家推荐，然后由医院面试决定是否给予该岗位，这个步骤叫竞争（match）。每个毕业生可以填两个志愿，并向多家医院申请。一般来说，第一志愿得到面试通知的概率为 65%。医学院毕业的学生能否在全国著名医院竞争到住院医生席位及竞争到多少名额，是衡量该学校教育质量的重要指标。

手术是外科医生培训最主要的内容，培训期间主刀的手术要达到一定数量，普外科要求是 500 例，而且每种手术也要达到一定数量。美国的实习医生能主刀手术，这让中国的实习生们羡慕不已，在中国，实习生们干的最多的事就是写病历、换药、拉钩，主刀手术的概率如同中大奖。

在美国，实习医生主刀手术是法律允许的。虽然美国人很看重个人权利，他们也希望能有一位技术高超的资深医生来为自己主刀，但他们也很尊重客观规律——医生的成长来源于实践。但是患者的安全是由主治医生负责的，不管谁出了事，责任都是由主治医生来负。所以，实习医生主刀也是在主治医生的严密监督下进行的。

住院医生中的另类

只有大学毕业的尖子才能考进医学院，而且进了医学院也并不能保证毕业。按说，大浪淘沙，医学院毕业的人应该是人中龙凤了吧？事实上并非如此。

我的同事辛医生是个高瘦的白人女子，她努力但不聪明。大学毕业后考不上医学院，只好一边工作一边继续考试，最后，总算考上了一家比较差的医学院。她做事慌慌张张，显得忙碌不堪。由于住院医生也要考试，而她的成绩不好，再加上临床操作差强人意，科室想淘汰她，但她到处游说，表示会好好改进。这样，对她的处理一拖再拖，特别是培训期快结束了，大家也于心不忍，只好让她多干半年，多训练些时间。遗憾的是，她没有任何改善。有些工作是教不来的，没有灵性，教也白搭。她应该有自知之明，找一份适合自己的工作，减少伤害患者的可能。

一次心脏手术，麻醉主治医生暂离手术室，为了更好地暴露术野，外科医生让负责麻醉的辛医生暂停呼吸机。过了一段时间，天知道有多少分钟？10 分钟，还是 15 分钟？外科医生发现患者的肺没有任何动静，问辛医生，你恢复患者的呼吸了吗？辛医生答，你没叫我恢复。外科医生大怒，把麻醉主治叫来骂了一通。麻醉主治后来告诉我，他气坏了，真想掐着辛医生的脖子，让她体会一下不呼吸的感觉。呼吸是人生存的基本条件，全麻患者依靠呼吸机通气，为了手术的方便，暂停机械通气是允许的，但是应尽快让患者恢复通气。这是基本常识，不用花 8 年时间读完医学博士才懂吧？幸亏患者有气管插管，即使 30 分钟不通气，氧气也能源源不断地进入肺部，保证患者不缺氧，但二氧化碳的积聚会引起呼吸性酸中毒，这对心脏病患者不是一件好事。

我和辛医生一起给患者安放右心漂流导管，大家知道导管是进入心脏的，对无菌操作要求很严。辛医生拿着导管，甩来甩去，我提醒她，不要让导管碰到不该碰的地方。但她还是弄脏了导管，我只好让她换条新的。我们用的是自动测量心输出量的导管，150 美元 1 根，就这样丢进了垃圾桶。美国医疗费用高，人们已抱怨很久了，保险公司的报销也卡得越来越紧，浪费材料医院就亏本。而且，如果我看得不紧，她会把污染的导管放进患者心脏，后果就更严重了。这种操作，辛医生至少做过 100 次，可是她连无菌操作的基本技能都学不会，还能期望她做别的吗？她学得辛苦，我们教得头疼。

有一位克特医生是个相貌端正稍胖的白人，与辛医生类似，大学毕业后没考上医学院，复习了几年，还是失败，只好去了加勒比海地区的医学院。他懒惰却夸夸其谈，临床也不行。一天，他在做颅脑手术麻醉，患者血压有点下降，他只是看了一下，就静脉推注了少量升压药，让血压回复正常。不一会儿，血压又下降了，他又给了一些升压药。我问血压为什么下降？他若无其事地回答不知道。我问患者有没有出血？他答不知道。我说，你能把屁股从凳子上挪开，检查一下血压下降的病因吗？他很不情愿地站起来，仍然不认真查看。我一查就找到了病因，质问他为什么不仔细检查，他张口结舌。这种人如何能成为一名好医生？他大错小错不断，我们中断了与他的合同。他在家待了一年，才找到另一个接收他的培训单位。在申请行医执照时他隐瞒了一些事情，只获得有限制的行医执照，在某医院当主治医生。他大概应该终生小心翼翼地工作，不离开那家医院。因为当他重新找工作时，新雇主是会向我们科室要推荐信的，当然，我们不会有好话。

还有一位陈医生毕业于中国某著名医学院，出国后获得博士学位，在美国做博士后，此后考取了美国医生执照，来我们科室做住院医生。他拥有双博士学位，看上去是个聪明人，可是他却被很多医生抱怨。例如麻醉开始后，他常常背向患者，若无其事地写病历去了，而患者的生命在我们手里，全心全意照顾患者才是我们的工作。主次不分，如何能做好工作？主治医生指出他的做法有问题，他还不服气。有一次他写了一份病例报告交给主治医生，语法拼写错误百出，惨不忍睹。我可以为他开脱，他来自中国，英语水平不高。但是病例报告的语法简单，多读几遍，好好修改一下，也不至于句句都错。至于拼写错误就更不可原谅了，有教科书和字典，认真查一下，也不会满纸白字。科室想把他淘汰，但心一软，也就算了。毕业后他成为某医院的主治医生，前一段时间我们医院的主治医生去开同学会，同学问他，陈医生是你们那里出来的吧？这么蹩脚的人你们怎么能让他毕业呢？同学不停地说陈医生是多么愚蠢，技术上的、为人方面的、工作配合上的，等等。我的同事很惭愧，不知如何应答。而这位陈医生，只是认为别人对他不好，歧视他，从来不想自己有什么不对，自然也不会有任何改进。他在那个单位混不下去了，只好另找工作。

一位俄罗斯住院医生是个聪明绝顶的人，但是为人傲慢，人品低下。工作中，他能少做就少做，想方设法偷懒。麻醉医生是医院危急患者抢救小组成员，随身携带抢救小组传呼机，他居然把这个救命的传呼机留在手术室，自己吃饭去了。受到警告和停职停薪的处分后，他到处求爷爷告奶奶，要求再给他一次机会。毕业后他到一家医院当主治医生，医院要求值班医生在医院留宿以应付紧急手术。一天他值班，一位患者因腹主动脉瘤破裂需要手术，外科医生通知了手术室和值班麻醉医生。医生们守在手术台旁，心情紧张，等着他给患者做麻醉。可是他不回答呼叫，半个多小时后才姗姗而来。主动脉瘤破裂是最凶险的外科急症，抢救工作要分秒必争，对这样的疾病他都敢拖拖拉拉，还有一点基本的职业素养吗？为此医院给他严重警告，并劝他辞职。

读书聪明的人为什么不能把书本里的知识用到实践上？我一直感到困惑。当你和这些聪明人在一起的时候，你会觉得他们的大脑和实际应用是断开的，我真的想不明白。

还有一位伊朗医生，家庭破产后辗转来到美国。在另一个麻醉训练单位做了一年住院医生后来到我们医院。

他不笨，专业讨论时可以看出他是认真读过书的，一般的临床操作也还可以，可真正的临床处理就乱七八糟了。一天我在做一个脱泵的冠状动脉搭桥术，这个手术的麻醉很难做，血液动力学很难控制。我全神贯注，血压和心跳都控制得很好。伊朗医生来到手术间，说让我出去休息一下。我强调小心用药，保证血压平稳，他很有信心地答应了。但我还是不放心，喝了口水不到5分钟就回来了。一看监测器，5 分钟内，血压从 50 毫米汞柱升到 200 毫米汞柱，又从 200 毫米汞柱降到 50 毫米汞柱。再一看，一大堆升压和降压药被他用掉了。原来患者的血压低，他就给升压药，血压高，他就给降压药，结果血压上蹿下跳。我说，你是在给患者做药物试验吗？我狠狠训了他一顿，他点头哈腰，承认错误。可是当他和其他主治医生一起工作时，仍然会犯不该犯的错误，给患者做硬膜外时，他打穿了 3 个患者的硬膜。主治医生叫他准备 0.25% 的局部麻药，他却把 0.5% 的麻药抽进针筒，这样的浓度会出医疗事故。主治医生吓出一身冷汗。我们科室对他进行个别辅导，给他机会，可是他继续犯错。我们最后决定，这一年的培训他不及格，没有挣到培训应得的学分。如果他找新的培训单位，他还得重做一年住院医生来获得学分。可是，由于他是外国医学毕业生，加上是被我们淘汰出去的，找到接收单位的可能性微乎其微。

在对他的讨论会上，我们考虑到他的前景，也想放他一马，让他留下来。可是想到他成为主治医生后可能给患者带来危害，还是狠心地让他离开，看到他那彷徨无助的神情我也有些不忍。可就在我们内疚时，他又出事了。一天中午，他在手术室做麻醉时，拉下口罩吃三明治。结果，他被直接开除了。背着这个严重的处分，他的前途更渺茫了。有时我实在不明白他脑袋里装的是什么，大家都知道手术室是无菌的地方，根本不能吃东西。有时工作忙没时间吃饭，也有极少数人偷偷地把糖果塞进嘴里充饥，但也只含化，根本不敢咀嚼，像他这样，处分期间明目张胆地在手术室吃东西我还是头一回碰到。

根据美国麻醉协会公布的资料，麻醉 3 年的培训，淘汰率为 5%~10%，这个百分比也适用于我们的单位。不是我们想淘汰他们，而是不愿意把不合格的医生送到社会上危害患者。

其实，5%~10% 的淘汰率是根据第一年和第三年的麻醉住院医生数字计算出来的，应该包括了这些医生的病退和死亡，当然住院医生年轻，疾病和死亡的数字不应太高。还有一些医生由于各种原因选择离开麻醉而转到别的专业，甚至别的行业。也许这些医生不应该计算在淘汰数字之内，但根据我的观察，许多所谓的转业或转行都是无奈的，他们表现不尽如人意，与其被开除，还不如自己主动辞职，选择其他出路。

伊朗医生被开除是一件严肃的事情，我的一位朋友问，是不是因为他是伊朗人，美国人不喜欢伊朗人？我说，天地良心，他的例子绝对与歧视无关，我们给了他很多机会，整个过程都是严格按程序进行的。在美国，大机构辞退雇员是有一套制度的，并不只是经理不喜欢就可以辞，否则，公司会被告上法庭。

我们科室有住院医生培训委员会，由主任、主治医生、住院医生代表组成，每隔一段时间，委员会都要开会讨论住院医生的问题。问题严重的住院医生是讨论的重点，主任或主治医生会把讨论结果与当事住院医生交流，并把交谈过程记录在案。

有人说，如果主治医生和住院医生发生矛盾，主治医生会给住院医生穿小鞋吗？很难。主治医生可以向主任和培训委员会反映住院医生的问题，但对住院医生的处理不能一言堂，要有事实根据，人人都有犯错误的时候，偶然的配合失误和工作上的错误不足以达到处分住院医生的程度。

每隔 6 个月，主治医生要给每位住院医生的临床表现、工作态度打分，伊朗医生的总体评价很低。开始时科室只是口头讨论，和他交谈，当这些错误积累增加到一定程度时，主任叫主治医生们把他的错误记录下来，这就是处分他的前兆了。

出师前的大考

经过了 3~8 年住院医师的锤炼，住院医生们终于可以出师了，但别急，出师之前要考试，过不了要继续修行；非要去行医的话，收入会低很多；通过了，恭喜你，可以申请年薪几十万美金的工作了。考试分笔试和口试，专业不同要求不同，比如内科只有笔试，基本上 4 个小时考 500~600 道题。外科、麻醉科则笔试和口试都要考，笔试是 350 道选择题，口试是 1 个小时，2 组考官，每组 2~3 道题目。最难的是心脏专科医师考试，要通过基础医学、临床技能、医师执照、普外科专科笔试、普外科专科口试、心脏外科笔试和心脏外科口试等共 7 次考试。

笔试是中国学生的强项，没说的。口试就不那么轻松了，绝对需要真功夫。

口试一般在某大城市五星级酒店进行。考生们从全国各地飞来，组织者会向他们说明注意事项并宣布每个考生的考官名单。如果考生与考官认识，要提出来，组织者会换考官。在酒店里，考官和考生不能交流，招呼都不能打。我的同事口试前，一位认识的考官打电话给他，祝他好运，并说如果我们在考试地点附近见面，我会装作不认识你，请不要介意。

考前 5 分钟考生要到达，房间门口有一张凳子和一张纸，纸上有考题：患者是 × 岁男性，还有身高、体重、病史、检验结果和要做的手术等。考生敲门进入，房内一张桌子，2 名考官，大家自我介绍，开始。考试内容包罗万象，内外妇儿、生理病理、临床诊断和处理等。35 分钟后，门口有敲门声，不管问题是否问完答完，考试都会停止。你离开房间，到达另一个房间门口，还是一张凳子和一张纸，还是同样的试题，不过换了一个病例，你将面对另外 2 名考官，继续口试，也是 35 分钟。之后考生离开，时间允许，许多人当晚就乘飞机回去，因为翌日他们还要上班。对考官来讲，这个口试过程要持续一个星期。

考官当场打分，但不会把成绩当场告诉考生。4 位考官各自将分数交给考试单位，一个月后考生才会接到成绩单。

麻醉专科的笔试及格率为60%~70%，口试及格率70%~75%。

也就是说，每年只有一半左右的考生能成为麻醉主治医师。由此可见考试的难度，不及格者会再次参加考试。上级一般会要求住院医生培训基地毕业的医生，在5年内至少有70%能考过，否则会取消该培训基地的资格。

笔试相对容易，无论中外考生都怕口试。口试虽然只有1个小时，但在这1小时内，心跳加快，神经紧张，大脑的知识几乎被掏光。有人说，为了抑制交感神经的过分活动，考前最好服用心得安（普萘洛尔）。可没有交感神经来应付这个应激过程，不及格率可能还要高，后来我在《纽约时报》上读了一篇文章，许多音乐家在乐团考试表演或参加大型演出前都服用心得安，看来心得安有一定的效果。

在美国，成为医生要通过多次考试，很多人参加每一个考试的复习班，我一般不参加，费用昂贵。口试时，由于英文口语不好，我才参加了复习班。复习班讲了一些技巧，还进行公开和私人模拟口试，把口试过程中可能遇到的问题一一解决。至于专业知识，在复习班里没学到多少，我的知识储备比大多数医生好，有信心。但我还是很认真地读书，与孩子们练习口语。我说的医学单词他们听不懂几个，但他们还是听懂了什么是主语、宾语和动词，帮我纠正了几个发音。这样我就上了考场，居然一次通过。一位毕业于哈佛大学的同事，第一次口试不及格，失望极了，这大概是他一生中唯一的一次，不过第二年他就及格了。

麻醉医生口试在4月和9月进行，有一年一位同事去参加。大概是紧张，考前他神经兮兮，体重大增。原先的衣服不合身了，赶紧到商店买西装，他要以最佳状态出现在考官们面前。夹克和西裤花了 900 美元，行头够昂贵了。笔试的考试费是 950 美元，口试费是 1725 美元，由于不能耽误上班，多数人要乘飞机参加考试，整个费用着实不菲。

我一直不明白那位毕业于哈佛大学的同事为什么不及格。他是白人，英语发音和语法比我强 100 倍，我也不怀疑他的能力。还有一个白人毕业于康乃尔医学院，口试 3 次才及格。他们都是聪明人，为什么会砸锅呢？一个偶然的机会，我找到了原因。

朋友告诉我有个复习班请模拟口试的考官，问我有没有兴趣。我看了值班表，又找同事代了班，便买机票飞向圣地亚哥。

从美国东部向西部飞，到了加州附近，就是一望无际的沙漠，一直到圣地亚哥才看到树木和草地。朋友告诉我，圣地亚哥原本也是沙漠，雨量很少，城市用水是引用远处的科罗拉多河，城市下水道的水经处理后用于树木和草地的浇灌。由于缺水，这里的所有植物都由水管设施供水。本来科罗拉多河要流到墨西哥才出大海，由于河水被截留，还没到墨西哥就消失了。美国人为了利用自然资源而使这条河断流，应该是人类破坏自然生态的一个典型。

模拟考试中考生犯下的错误是很有意思的，我想这也是我的同事犯的错误。

例一

患者，男性，16 岁，因“突发上腹部剧烈疼痛 40 分钟”就诊。查体：腹肌紧张，上腹部有压痛，无反跳痛。立位腹平片未见游离气体。彩超：右下腹肠间隙可见少量积液。

问：你认为这是什么疾病？如何验证？

答：我认为是阑尾炎，会查血常规。

问：血常规正常，你还认为是阑尾炎吗？

答：我不敢确诊是阑尾炎，但我首先考虑这个病，因为患者突发上腹部疼痛，而阑尾炎初期一般的确表现为上腹部疼痛，逐渐转移至右下腹，而且彩超提示右下腹可见少量积液，估计是炎性渗出。

问：患者剧烈疼痛，家属不断催促你用止痛药，你该怎么做？

答：由于现在诊断不明确，我不能给患者用止痛药。我会给患者输液、解痉、抗感染，完善术前检查，准备剖腹探查。

问：你准备在哪里做手术切口？

答：做阑尾炎的手术切口。

问：进腹后发现阑尾正常，你该怎么做？

答：……

评：急腹症是急诊科常见的一类疾病，是外科医生应该熟练掌握的。可这位考生临床经验缺乏。对于急腹症患者，最重要的诊断依据是患者的主诉，这个患者起病急，一发病就是剧烈疼痛，发病时间短，只有40分钟，更像胃肠穿孔、胆结石、胰腺炎等疾病，最不像的就是阑尾炎，因为阑尾炎一般起病较缓，开始为隐痛，逐渐加重，一般患者难以说出确切的疼痛开始时间。考生过度依赖检查，立位腹平片未见游离气体，他就排除了胃肠穿孔，这种思维有时候会要人命，检查发现了问题你可以确诊，没发现问题一定不要轻易排除。这个患者恰恰就是胃肠穿孔，如果你在急诊科时间够长，会发现没有游离气体的胃肠穿孔并不在少数。可能是彩超提示右下腹有少量液体误导了考生，如果考生基本功扎实，这一点恰是不支持阑尾炎的诊断，因为短短的40分钟内是不可能产生炎性渗出的，其实少量液体是胃肠穿孔后胃液和胃内物流出。

例二

问：心脏搭桥手术，患者刚离开心肺机器，平均动脉压是50毫米汞柱，你会怎么做？

答：我让患者恢复体外循环。

问：患者继续体外循环，你打算怎么做？

答：我让外科医生检查搭桥的情况。

问：外科医生检查过了，没问题，患者再次与机器分离，平均动脉压还是50毫米汞柱，怎么办？

答：用升压药。

由于是模拟考试，要对考生进行辅导。我问："如果你的住院医生打电话问你，患者的平均动脉压是50毫米汞柱，你会让他用升压药吗？"他说："当然不会，我还要看其他数据和情况。"我说："那么为什么刚才你不问缘由就用升压药呢？"他赶紧向我致谢。他只做过很少的心脏手术，考试时只好拼命背书。其他问题还不错，一到临床处理就慌了。

口试时，考官会给你一个生命体征的数据，看你怎么处理。不少考生的回答和上面一样，按症状给药。这时，考官可能会按如下方式提问。

问：给了升压药，平均动脉压仍是50毫米汞柱，你怎么办？

答：再给升压药。

问：血压还没有改变，怎么办？

答：（这时考生慌了，想了想）我要看一下心电图。

问：心率是30次/分。

答：我给阿托品。

问：给了阿托品，心率仍是30次/分，怎么办？

答：再给阿托品。

问：再给心率仍是30次/分，怎么办？

答：（这时考生又慌了，想了想）我要看一看心律。

问：心律是三度房室阻滞，怎么办？

答：我要心脏起搏器。

问：你叫护士去找心脏起搏器，这时患者的有创性动脉监测是一条直线，你怎么办？

评：有的医生为自己辩护，在手术室，我当然会去看心电图和其他数据。可是这个考试是考专家，你说话得像个专家，可从上面的回答来看，这位医生的水平实在不敢恭维。

由于拖了很久还不能有效地控制“患者”的生命体征，考官就不耐烦了，会把你的“患者”来个心脏停搏，你只好去做心肺复苏，这过程中只要稍有差池，及格的概率就很低了。

在临床工作中，有的医生真的是停留在头痛医头、脚痛医脚的水平上。一次半夜我和辛医生做一个开颅手术。一切停当后，我离开手术室歇了一会儿，留下辛医生，当时她已是第三年的住院医生。她水平差，我很不放心。半个小时后我回到手术室，一看监测仪，心跳超过 120 次 / 分，血压勉强在 90 次 / 分上下晃荡，辛医生手忙脚乱地忙活。我边查看边问怎么回事。她说血压低了一点，她就给升压药。我看了下监测仪，在过去的 20 分钟里，心率逐渐上升，血压逐渐下降，再看看手术野，患者在出血。原来不稳的生命体征是由出血造成的。我赶紧问，有没有血液？她说刚刚叫护士去取。我马上叫护士把胶体液拿来给患者用上，接着我给患者打一个大口径的静脉针来输液。及时的补液输血使患者稳定下来。辛医生只盯着监测仪，不用大脑就用升压药治疗低血压，患者生命体征不稳又不肯叫主治医生，如果不是我及时赶回，不知道会出什么事。如果升压药无法恢复患者血压，心肺复苏是很难救活这种低血容量的患者的。与这种住院医生合作真是心惊胆战。

当医生要有判断力，要从患者症状和体征的一些细微变化中发现问题。如果辛医生能早点看出问题，早点取血，及时输血，我们就不需要做抢救工作了。当时我的心都快跳出来了，辛医生能力差，经常被埋怨，信心不足，见血压低就用升压药蒙混，也不敢告诉别人。有时候，越害怕越容易出事，这叫恶性循环。

也许有人说主治医生不应该指责住院医生，可是我们要对患者负全部责任的，即使辛医生在不通知我的情况下造成了患者血压全无，我还是要“吃不了兜着走”的。

下面这个例子是真实的考试，考生是意大利裔，不过是好几代移民，应算美国本土人了。

一个健康产妇剖宫产过程中大出血。

问：现在患者的红细胞比积是28%，你会输血吗?

答：不会。

问：24%，你会输血吗?

答：患者是贫血，但我还是不会输血。

问：21%。

答：不会。

问：18%。

答：患者严重贫血，我会输血。

问：难道红细胞比积21%不是严重贫血吗?

答：红细胞比积21%是严重贫血，但是还不需要输血。

问：你的意思是红细胞比积18%就该输血，21%就不需要输血吗?

答：我不是这个意思，只是18%是严重贫血，所以我会给患者输血。

问：那么红细胞比积20%你会输血吗?

就是这个红细胞比积21%和18%之间输血与否的决定，考官和考生展开了针锋相对的辩论，最后这位老兄急了眼了，跳了起来去揪考官的衣服。

大家猜一下，他及格了没有？

目前为止，医学界并没有统一的输血标准或临界值，许多医生或教科书认为一般患者能够承受血红蛋白 7 毫克或红细胞比积 21% 的严重贫血而没有生命危险。当患者的红细胞比积是 28%，要根据临床情况来决定治疗方案。首先要看患者的心率和血压，还得与外科医生交流，看他们能否有效止血，如果患者的出血多而快，生命体征不稳，即使红细胞比积是 28%，也要输血，如果出血已经停止，病情稳定，那就做血液检查以决定下一步的治疗。

患者是活的，手术正在进行，一切都是动态的，回答问题也应是动态的。如果用一个数据来决定是否输血，在临床上是失败的。

剖宫产大出血我就见过，那是七八年前。产妇年轻健康，剖宫产出婴儿后，子宫无力，内膜无法收缩，成了一个“血盆大口”。我们采取了各种措施，但患者还是在一个小时内失去了她的全身血量。我们拼命地输血，大眼瞪小眼地看着出血量、患者的生命指征，心里计算着我们输给患者的静脉液体量。当然，我们也做一些血液检验，但检验数据只作参考，我们根本不会根据红细胞比积来做输血决定。数据的价值是给我们带来一些心理安慰，至少我们知道输血输液赶得上失血量。后来，产科医生在无奈之下，给患者做了子宫切除术。产妇才生了一个孩子，就永远失去了怀孕的机会。我一直在想，也许我们可以做子宫动脉造影或选择性动脉栓塞来止血，不过当时患者生命指征非常不稳，腹部开着个口子，在这种情况下，把患者从九楼的手术室搬到二楼的放射科是正确的选择吗？我不知道，当时我不知道，现在我仍然不知道。

我的一位主治医生同事的妻子大出血，红细胞比积降到 18%，血红蛋白约 6 克，但他坚决不给妻子输血。他说他把妻子盯得很紧，知道她的生命体征稳定，出血也已经停止。输血是有可能得传染病的，得艾滋病的概率是八十万分之一，丙型肝炎是六十万分之一，乙型肝炎是六十万分之一。只要没有生命危险，我的同事不会给妻子输血。可见输血与否的判定标准就是生命是否出现危险。在临床上我不会把输血的标准定得那么高，万一患者突然再次出血，血红蛋白 6 克可没有多少安全系数哇！只能是看紧点，能不输血就不输。当然如此严重的贫血，患者一定不好受，疲劳，无力，连上洗手间都要喘气，不过如果患者年轻，身体还是可以恢复的。

美国医生的培养过程大致就是如此了，有人说好，有人说不好。我个人觉得其最大好处就是保证了医生的专业素质和医疗水平的均衡，不会产生类似“全民上协和”的现象。弊端当然也显而易见，那就是过程长、花费大，大学教育就长达 8 年（普通大学加医学院），这在中国是很难实现的，在过去更是难以想象的。毛主席不就批评过嘛，“书读得越多，人就越蠢，华佗是几年制？李时珍是几年制？医学教育根本就不需要收什么高中生初中生，高小毕业学三年就够了”。当然，主席是在中国缺乏基本的医疗保健医生，特别是广大农村缺医少药的状况下说的，很多预防类疾病确实不需要念过多少书的专科医生。

不过美国现在的确出现了对医生培养机制的质疑声，他们认为医学界是故意提高“门槛”，减少进入这个行业的人数，从而保证他们的收入。其实对于为什么一定要读 4 年其他本科才能读医学院我也不是很理解，高中毕业直接读医学院不是更好吗？可现在有点明白了，如果高中毕业直接读 8 年医学院，那些读了六七年被淘汰的学生怎么办？现行学制下他们还可以得一个本科学位，从事其他行业，从这个角度看，这种学制安排似乎还有点道理。

美国的医学教育最终何去何从，我不得而知，不过我相信任何改革都应该以不降低医生水平为前提。

一位整形医生的专科考试

帕特尔是一位整形科医生，她是出生在美国的印度人。为了成为整形专科医生，她完成了 5 年的普外科培训，通过了普外科的专科文凭考试，接受了 3 年的整形外科培训。之后留在我们医院，边工作边复习，顺利地通过了整形专科考试的笔试部分，当然，真正的考验是口试。

考试委员会要求考生必须准备 50 个病例供考官选择提问，病例有两方面的要求，一是手术种类，必须包括儿科、外伤、整容的整形修复；二是解剖部位，必须包括颈、头、躯体、手和脚的整形。

50 个病例对一个刚毕业尚未建立良好口碑的医生来说有难度，而且病例在每年 4 月之前必须上交，也就是说从 7 月毕业，到第二年 3 月，9 个月之内要积累这么多手术病例，确实不容易，而且递交的内容还包括患者的基本情况和术前术后的并发症等资料。考试委员会在病例中选择 5 个试题，并于考试前一个月通知考生。

这 5 个病例应该符合委员会的要求，如患者做了乳房切除术后的整形修复手术，除了手术报告，病历中还应包括伤口愈合后的照片。可是有的患者手术顺利，伤口愈合良好，觉得没必要复诊，这样病历中就缺少了愈后的照片，那么这个病例就是不合格的。帕特尔就遇到了这种状况，她给患者打电话，请求患者复诊，如果患者没时间，她愿意上门复诊。还好患者配合，到了她的诊所。

碰到不肯配合的患者，有的医生甚至愿意跪下来乞求患者照术后相片。

考前 3 天，帕特尔来到考试地点，一个风景秀丽的度假山庄。考官可以把考试视为度假，但对考生来说，再美丽的风景也无法松弛紧张万分的心情。考生会把整整一纸箱病例资料交给考官。考官用 3 天时间审核，一是看病例是否符合要求，二是从里面挑选问题，准备把你问倒。考试前一天的晚上，确切地说，是从 6 点到 10 点，考生必须待在旅馆里等电话，委员会拒绝用手机与考生联系，如果接到电话，很不幸，你将打道回府，这说明你提供的病例有问题，你将失去口试资格。因此，所有的考生虽然都在等电话，但没有人愿意听到电话铃声。4 个小时内，你必须待在客房，甚至都不能外出吃晚餐，帕特尔叫了客房送餐服务。这时，电话铃响了，帕特尔的心都跳出来了——我不能参加考试了，要回家去？结果是酒店送餐确认电话。虚惊一场，可帕特尔已经出了一身汗，非常恼火，却又无从发作。

口试需要 2 天，三个半个小时一个口试段，第一天两个，第二天一个。考试内容虽然只围绕 5 个病例，但是涉及面极广。

帕特尔的病例中有一例是脸部整容手术，足足做了 7 个小时。考官问时间这么长，风险将增加，是否应该把手术分开做？帕特尔表示同意考官的说法。她说没有预料手术时间会这么长，由于独立操作不久，经验相对不足，稳打稳扎，万分小心来做，因此时间长了些。

另一个病例是舌肿瘤切除术并使用游离瓣修复整形，她用了手前臂的游离瓣，考官质疑她的选择“为什么不用最常见的大腿游离瓣”？帕特尔解释道：“这位患者身体消瘦，需要的游离瓣不大，用了手前臂的游离瓣尺寸好供血足，对患者的前臂功能影响不大。”

还有一个病例，患者完成直肠癌切除术后，帕特尔马上为患者做肛门整形术。考试官认为应该等候病理解剖结果后才做肛门整形术，她为自己的做法辩护，但是考官仍坚持己见。看势头不对，帕特尔改变方式，表示同意考官的看法，并将其应用在以后的手术中。但是她又说，病理结果需要数天甚至一个星期，患者的伤口开放，可能造成感染，立即行整形术可以避免这类并发症。但是继续和考官争吵不是聪明的做法，这也是一种处世的方式。

除了专业知识，考官们对手术操作的代号要求准确。例如，患者鼻中隔偏曲，而且鼻梁不正。保险公司将支付鼻中隔偏曲的手术费用，患者要求你术中顺便把鼻梁矫正。这个手术的代号应该包括鼻中隔成形术和鼻梁矫正两个手术，医生应该从保险公司获取一个手术费，并向患者收取与整形有关的鼻梁矫正手术费。如果你为了帮患者，只接受保险公司的付费，让患者省下了整容费，就违反了职业规范。

由于帕特尔比较得体地回答了考官的问题，她通过了考试。

第二章

揭开美国医疗的“面纱”

经过十几年的艰苦学习，住院医生们终于熬出头了，他们成为独当一面的主治医生。现在他们可以选择自己开诊所，或者到医院求职，但大部分医生会选择独立行医。与中国有所不同，社区医疗是美国医疗市场的基础和主力。

因为诊所的医生水平都很高，美国人会首先到社区诊所看病，久而久之与医生就比较熟悉了。这样固定的关系对医患双方是有好处的，对患者来说最大的好处就是方便，想看病打电话预约即可，不需要到医院排队，熟悉医生也就避免了因陌生而产生的恐惧感。对医生来说，患者固定，他的收入就有保障，对患者的病情熟悉，就节约了看病时间，也没必要开一大堆检查单。

美国诊所的运作

我的一位姓费的朋友在长岛开了家诊所。读了十几年书，他是负债累累的“负翁”。开诊所要租房子、装修、买医疗设备，他只好又一次走进银行。这种商业贷款利息比较高，幸亏医生这一行业收入有保证，贷款还是比较容易的。刚开始患者少，但诊所的租金、水电、护士的工资一点都不能少，更要命的是要买医疗责任险。这个保险一年要 6 万美金，但不投保没有医生敢开业，一旦出事，将倾家荡产。为了生存，我的朋友不得不拼命工作，一天要看四五十个患者，周末只休息一天。经过几年的奋斗，他终于还清贷款，并买了房子。随着患者逐渐增多，又有 2 位医生加盟——一位儿科医生和一位妇科医生。他们是合伙制，不是雇佣关系。

为了改善就医条件，他们租了一幢绿树环绕的红色二层小楼。步入诊所，映入眼帘的是宽敞明亮的候诊大厅，有舒适的座椅，还有电视风光片供就诊者欣赏，候诊时还可以看报纸、杂志，上网。每个医生都有一个单独的诊室，另外还有心电图室、心脏负荷检查室、超声室，甚至还有配餐室、休息室等。

由于患者都是预约就诊，因此每天的患者数量比较平均，大概每个医生诊疗 20~30 个患者。患者来了，先由护士接待，如果是第一次就诊，一堆表格是少不了的，需要填写患者的基本情况、医疗保险信息、病史、药物过敏史等。护士会帮忙测血压、脉搏、体温等，有的还要测血氧。做完这些，护士才把患者领进诊室。

入诊室后，医生都会站起迎接，与患者握手，一般先寒暄几句，像多年没见的老朋友那样。气氛融洽后就步入正题，医生一般不会打断患者的叙述，但如果跑题太远，就会适当予以纠正。等患者说完，医生会给出自己的意见和诊断，建议做什么检查，用什么药物。如果时间允许，患者可以与医生拉拉家常。很多慢性病，药物治疗是一方面，其实患者更需要医生的安慰。如遇到高血压波动，医生会向患者解释：夏天人体通过扩张外周血管，通过排汗来保持体温的恒定，这时血压就会低一些，因此用药可稍微减量；在冬天，身体通过收缩外周血管来保温，这就使血压上升，药物要适当增加。

一个患者的就诊时间约20分钟，但初诊患者至少需要45分钟。医生需要花相当长的时间与初诊患者交谈，以取得彼此的了解和信任。医生对患者的了解是很重要的，中国的医疗体制下，每个患者对医生来说几乎都是初诊，就诊时间平均不到5分钟。这么短的时间想把病情弄清楚是很难的，这也是患者想尽一切办法，花数倍的挂号费请专家看病的原因。

美国的这种医患关系一经建立，可维系终生。我的朋友开诊所10余年，已经有8000余位患者。这些患者是他的衣食父母，而他良好的服务也让患者成了他的忠实信徒。美国的家庭医生制度最大的好处就是医患关系融洽，当然，也会节省医疗费用和医疗资源。

如果患者的病情超出了医生的医疗水平和业务范围，怎么办呢？

汤姆是费医生的患者，患有糖尿病、高血压。一天汤姆来到诊所，说胸口闷痛，喘不上气来。心电图显示异常，像心肌缺血或梗死。费医生马上进行诊疗，同时把心电图传真到心脏专科戴维医生的办公室，并在电话中把汤姆的病史症状告诉戴维医生。戴维医生认同费医生的诊断，同时他暂停自己诊所的工作，赶往费医生的诊所。这时医生已开始为汤姆做检查和紧急处理，等戴维医生到达，汤姆已经躺在心血管造影室的病床上。戴维医生为汤姆扩张了动脉，并在堵塞部位安放了支架，汤姆化险为夷了。

比利发烧咳嗽，肺部有啰音，费医生怀疑他患了肺炎，给他抽血化验，照X光胸片。胸片显示大叶性肺炎，费医生马上安排比利住院接受监测和静脉滴注抗生素。如果胸片基本正常，费医生会让比利回家口服抗生素，并嘱咐他如果病情有变化，应马上与医生联系。

美国的私人诊所与医生的关系是比较复杂的，像戴维医生和费医生这样的，他们自己开有诊所，但也与医院有合作关系，需要做手术的时候，他们会把患者带到医院，利用医院的设备进行手术，然后与医院按比例分成。

美国医生的执业方式多种多样，个体开业、单专业合伙、多专业合伙、受聘于医院、医学院临床教授兼医生，等等。医生会根据自己的喜好选择适合自己的执业方式。在报酬上，收入最高的是个体开业，最低的是医学院临床教授兼医生。这与国内的情况正好相反。为什么会这样呢？因为个体开业多劳多得，而且成本控制得好。医疗机构越大效率越低，官僚主义越严重，浪费也越多，所以成本就越高，有的成本费用可达总营收的70%。

不过，受聘于医院的好处是有固定的工作时间、稳定的收入，同时避免私人诊所的各种行政事务，而且患者充足。医院在聘用刚毕业的医生时，会开出比他们自己开诊所前两年的收入高得多的工资。如骨科医生起薪是一年50万美元，髋关节和关节整形医生为59.7万美元，脊柱外科为45.2万美元。医生还可享受5个星期的带薪年假、2个星期的带薪继续教育机会。医院薪酬开支虽然较高，但医生会把更多的患者带到医院来，这可为医院创造利润。如果2年过后，医生不能给医院带来超过其工资的利润，他们的薪酬就会大幅度下降。

个体执业，不但收入高，还很自由。当然，个体执业一开始可能没有足够的患者，不过可以加入有一定规模的个体医生执业团体，足够的病源会让自己收入丰厚，还不必花巨资另起炉灶。

美国医院的运作

美国有大约 5700 家医院，私立医院有 4000 多家，占 77%，它们是由社会各界出资建设的，实行董事会领导下的院长负责制。在这些私立医院中，59% 是非营利性医院，政府规定非营利性医院的利润不得超过 4%，超过了就属于营利性医院，政府要征税。美国的税负比较重。也有医院钻空子，千方百计搞非营利的“帽子”。但魔高一尺，道高一丈，税务部门会对医院的财务状况进行严格的审计，占国家的便宜很难。私立医院接诊全国 58% 的患者，这些患者主要是各保险公司的会员，每年保险公司都要与医院签订合同，商谈治疗价格，当然签合同时双方少不了一番唇枪舌剑。

1000 多家公立医院，是为特定人群服务的，包括现役和退伍军人、穷人、老人、残疾人等，医院由政府全额投入，医生享受公务员待遇。公立医院是私立医院的补充，美国政府从来没想过要主导医疗市场，这跟中国又相反。美国人认为私人能干好的事，政府不必插手，比如政府办医院哪怕 1 分钱不赚，医疗价格还是高于私立医院，因为它的行政成本高。这是一个先从下往上抽税，再从上往下分配的过程，这一来一往就为政府官员上下其手留下机会和漏洞。西方人不相信“人之初，性本善”，他们认为自私是人类的基因，靠制度无法解决，这可能也是他们不相信共产主义、排斥共产主义思想的理由吧。来自共和党的总统里根说，“政府本身就是问题的一部分，而不是一个解决问题的能手”。

美国幅员辽阔，人口相对不多，多数医院规模不大。根据前几年的统计，超过 300 张床位的医院只占医院总数的 19%，超过 500 床位的医院只有 256 家，占 5%，也就是说有 80% 的社区医院不到 300 个床位。社区医院“麻雀”虽小，但“五脏”俱全，给百姓提供的是完整的住院服务，包括各种专科、重症病房和手术治疗。

尽管美国医院的床位不多，但它们绝不是中国人想象中的“小医院”，它们很多都是拥有数万员工的“巨无霸”。医院的人员编制，一般都是床位数的数十倍，比如麻省总医院，600 张床位，就有 2.2 万名员工，医护人员有 1 万多人，专职研究人员 4000 多。这么多的人员，需要多少资金才能维持运转呢？美国的人力成本高，而在医院工作的人又都是些高学历的人员，成本当然更高。美国的医院都是吸金怪兽，比如麻省总医院，年收入是 24.6 亿美金，可这不算什么，还有超级大怪兽。匹兹堡大学长老会医院 1600 张床位，年收入 98 亿美元；克利夫兰医学中心 1200 张床位，年收入 91 亿美元；洛杉矶雪松西奈山医疗中心 1000 张床位，年收入 72 亿美元。当然医疗收入并不是医院唯一的收入来源，美国的大医院，特别是教学医院，都承担着大量的科研任务，每年都能获得数目不菲的科研经费。

美国医院院长基本都不是科班出身，而是专职管理人员，他们不会干预医生的日常工作。美国医生在业务上很独立，不需要也不允许别人来指导、管理。法律事务由医院的法律顾问负责，也不需要院长操心。院长的主要工作是保持医院的收支平衡，也就是到处要钱，向政府要，向保险公司要，向慈善机构募捐。不管采用什么方法，都得把那几十亿美元给弄来，否则医院就运转不下去。在中国，医院很少倒闭，但在美国，医院关门是常有的事，包括那些大医院。市场的第一规则就是——优胜劣汰，在竞争中失败，那就出局，上帝也救不了你。员工失业，患者分流。在美国，没有上访这一说，你可以诉讼，不过律师费可不是闹着玩的。上街游行也可以，如果你确实准备好了。

2010 年纽约圣云山医院宣告破产，舆论哗然，《纽约时报》进行了连续的报道。这个故事咱们后文详说。圣云山医院是纽约首屈一指的大医院，这样的医院破产反映了美国医院所面临的困境。由于医疗支出占 GDP 的比重过大，高达 15%，给美国社会造成了沉重的负担，所以降低医疗费用的呼声日益强烈。医院最大的付费者——保险公司和政府对医院越来越抠，10 年来医生的诊疗费、手术费等基本没有上涨。不仅如此，对于医院开出的账单，保险公司一直只支付 60％ ~ 70％，80％就算很厚道了。对于为什么扣钱，保险公司一般以工作太忙为由拒绝说出具体原因，任性得很。

所以，美国医院的日子越来越难过，钱虽然少了，但服务、质量丝毫不能打折扣。相反，由于激烈的市场竞争，美国医院都绞尽脑汁想办法吸引患者。如 Maria 儿童医院的病房全部改成单人间，单间面积约 15 平方米，家人可陪住。费城儿童医院则将原有的病房改为双人病房，而新扩建成的都是单人病房。尽管住院条件改善了很多，但两家医院的收费并未提高。要知道这两家医院在美国的儿童医院中名列前茅，并不缺患者，但丝毫没有店大欺客的傲慢，始终保持着对患者的一份谦卑，这就是竞争的力量。

美国医院为了扩大业务，几乎不惜一切代价。长岛犹太医院将附近美国著名军火商洛克希德·马丁公司的厂房租下，改成肿瘤中心，配置了 24 排螺旋 CT 和 1.5T 核磁共振、直线加速器、专用的门诊手术室以及化疗室，专门进行肿瘤患者的门诊治疗。

吸引患者是为了开源，而节流的办法则是降低成本。大型设备一般价格高昂，全部自己购买成本太高。为了在资金并不充裕的情况下添置家当，美国的医院选择“转包”的办法。如一家公立医院磁共振检查可由医疗诊断服务公司完成，所有的设备和技术员都是医疗公司雇员。他们按照与医院签订的合同开展业务，利润医院要提成。前几年医院提成较低，之后逐年提高，达到一定年限后，设备即归医院所有。由于存在大量的外包服务，医院的管理成本非常低。有的大医院，护理部仅有 3 人，人力资源部仅有 2 人，还没有后勤部门。

不堪重负的急诊室

美国前总统小布什说:“我不知道为什么要搞医疗改革，对于那些看不起病而又没有医疗保险的人，得了病直接去急诊室不就得了吗?”

其实不需总统指点，穷人们得了病也会纷纷涌向急诊室，以至于美国的许多急诊室不堪重负。很多患者不得不在急诊室的走廊上接受治疗，能得到治疗已经算幸运，更多的患者只能在急诊室等待。现在爱荷华州的急诊室平均候诊时间是 2.3 小时，亚利桑那州为 5 小时。纽约居民罗斯说，她 99 岁的母亲去年在急诊室等床位，结果白等了 36 个小时，数周后在另一急诊室又等了 20 个小时，还是没床位。由于候诊时间过长，患者死在急诊室的事件时有发生。

急救医师协会主席加德纳说:“我们现在没有任何空间，没有病房收治额外患者，美国的急诊医疗系统不是不完美，而是根本上就存在缺陷。”

美国的急救系统存在哪些问题呢?这要从一部法律说起。为了避免见死不救情况的发生，美国国会于 1986 年通过了《急诊医疗救治与产妇分娩法》，核心内容是:患者来到急诊室，必须得到平等的医疗服务，不管他的经济状况如何，就算他是罪犯或者非法移民也要得到救治。如果患者的数量超过了急诊室的接诊能力，必须根据病情决定就诊顺序，而不是根据患者的支付能力。

美国有 4700 万人没有医疗保险，他们得了病只能选择急诊。据统计，急诊室所接受的患者中有 1/3 是没有任何保险的人，治疗结束后，他们会直接跟医院说“拜拜”。急诊室医生马尔夫奇克说:“这些没有钱而且没有保险的人别无选择，只能前往急诊室看病，因为别的地方会拒绝他们。”他所在的医院一年中未支付的医疗账单达到 3000 万美元。

没有哪家医院可以承受这样的损失，为了避免破产，医院有两个办法。

一个办法是关闭急诊室，在美国 5700 家医院中，只有 1/3 设有急诊室，而且数量还在下降。1993—2003 年，美国人口增加了 12%，到急诊室就诊的患者增加了 27%，但急诊室的数量却减少了 425 家，减少了约 20%。

另一个办法就是拖。很多患者并非急诊，来急诊室就是为了“吃白食”，由于法律规定医院不得以“不属于急诊”而拒绝看病，所以医院不能把他们拒之门外，但法律也同时规定就诊的先后顺序是根据患者的病情来定的。那些不是急诊的患者，只要你有足够的耐心，一般还是会得到治疗的。媒体报道的等候 30 个小时的情况我没有见过，但候诊 5 个小时却司空见惯。我在急诊室见过老太太手指割伤，其实是一个很小的伤口，创可贴就可以解决，不过，为以防万一，再加上老人家的时间多的是，就在急诊室缠着医生诊治。急诊室不能拒绝她，可必须先急后缓，只能让她等，死不了的病都要慢慢等，等上 10 个小时也不奇怪，有的患者不耐烦，只好走人。美国是法治国家，一切得按法律办事，如果有谁在急诊室因为不耐烦而大吵大闹，甚至对医务人员动粗，在美国，大家知道，警察叔叔可不是吃素的。

急诊就是急诊，如果让它去承担一些不该承担的问题，比如穷人的看病问题，必然会受到影响。应该说，这是美国医疗体制中的天然缺陷。

美国的外伤急救

在美国，只有部分医院能提供急诊服务和外伤服务，美国外科学会对外伤中心有一定的规定，达到标准的医院会被授予“外伤中心（Trauma Center）”称号。外伤中心还会分等级，而我工作的医院属于“一级外伤中心”。根据规定，外伤中心应配有外科主任、各专科医生、麻醉师，以及手术室、放射科、血库、社会服务，等等，能处理从颅脑到脚趾的所有外伤。

我们医院的急诊室有外伤急救室，这个房间配备所有急救的仪器等，监测仪、呼吸机、急救药物、静脉液体、输血设置等。患者一进房间，所有的急救措施即可开始。不过房间的维持费用高昂。试想一下，一个医疗设备齐全的房间空置，每天还有专人检查设备，没使用的液体管道得扔进垃圾桶，这都是必然的浪费。

医院还有外伤急救小组。这个小组由麻醉师、外科医生、呼吸机技术员组成。患者一到，这组人员的传呼机一起呼叫，大家一起往外伤急救室跑。伤重的患者可绕过急诊室的外伤急救室而直接进入手术室，我们给这种做法起了一个名字——蓝色方案（Plan Blue）。

以前我们的手术室有一间外伤专用手术间，设备和一般手术室无异，但是不安排任何择期手术。一旦紧急外伤患者到达手术室，护士马上开包，麻醉师做监测，外科医生做检查，以达到在最短时间内开始抢救为目的。10 年前，凌晨 2~3 时是蓝色方案的高发时间。这个时间段，酒吧的人正醉醺醺的，一不小心碰着别人，三言两语吵起来，你打我一拳，我捅你一刀。我们就得为抢救这些人的生命干个天翻地覆，真是有苦说不出。现在也许治安好一些了，车祸也少了，蓝色方案也不多见了，再空置手术间成本很大，我们便开始把外伤手术间用于一般手术。

当急救中心接到呼叫，会安排急救车前往救援。救护员到达现场对伤员进行基本处理和急救工作，尽快把患者送到外伤中心，同时马上和当地的外伤中心联系。根据患者的伤势，外伤中心立即开始准备。患者到达外伤房间后，检查和抢救工作马上开始，生命指征监测、伤势查看、X 光、气管插管、止血等一起上。然后医生根据诊断做治疗决定。膈肌以上的穿透性外伤患者通常绕过急诊室，直接进入手术室，边治疗边检查。这是因为这种外伤可能伤及心肺大血管。我参加这种抢救工作多次，有时患者的中心静脉压高，全麻后必须开胸解决心包填塞问题；有时患者只是皮外伤，缝合一下就完事，但即便如此，我们仍不能对这种外伤掉以轻心。

所有这些抢救工作已成为一种常规，有一整套机制来保证抢救工作顺利进行，制定机制涉及医院和各个部门的领导。各科室的职责、调配、协调都有一定的章程，各科室的领导得保证自己科室的医生和员工各尽其责，否则科室主任“吃不了兜着走”。主任不是笨蛋，小问题都得抓紧，以免出现大问题。而实际工作中领导们则很少介入，自有各级员工把事情办妥。我回中国参加学术活动，一位医生介绍自己医院的外伤抢救工作，指出院方领导如何重视，亲临抢救现场指挥。这说明医院的外伤抢救机制非常不成熟，也许科室主任们无能，或他们手下的小兵无用，才要劳烦大领导出场。在我们医院，从来不需要“领导”亲临一线，这可能是中美医疗制度有所不同。美国最大的领导也是医院院长，但并不懂专业，如何指挥？即使懂专业的领导也不可能懂所有专业。如果部门之间对抢救过程有分歧，要以患者为重，争吵为次，实在无法达成共识，上一级领导才介入。但这种情况极少发生，临床处理绝大部分分歧在部门领导这一级就解决了。只要严格按临床指南干，没必要吵起来没完，吵到上面不仅丢面子，说不定还会丢职位。

我读过一本有关戴安娜王妃的书，其中谈到她受伤后的抢救过程。戴安娜应该是半夜 12 点受的伤，抢救人员 1 点左右就到达了车祸现场，当时戴安娜还是清醒的，消防队员大概花了 1 个小时才把戴安娜从汽车残骸中救出。车祸地点离医院只有 10 分钟的路程，而且医院里最好的外伤医生和手术室人员早就接到通知，准备就绪。戴安娜大约凌晨2时到达手术室，这时她已经没有任何生命体征，但医生还是为她做了手术，可她的肺静脉撕裂，回天乏术了。

我计算了一下，从戴安娜离开汽车残骸到达医院，至少花了一个小时。法国的急救系统与中国很相像，急救车配备的是医生和护士，他们到达现场后的首要目的是稳定病情。至于一名医生和一名护士，再加上救护车上有限的设备，如何抢救像戴安娜这样的伤者？如何稳定伤势？我实在无法想象。他们把救护车开得这么慢的原因是担心颠簸会使病情恶化。但是如果患者大出血，半个小时才到达医院，全身的血都会流光。根据一位德国朋友介绍，整个欧洲都是这类急救车系统，只有英国例外，它与美国有些类似。

美国的急救车也配备2名急救员，不过他们不是专业的医生和护士，他们只是参加过一年的相关培训获得证书，并有大学教育经历的人。他们的抢救工作包括心脏按压、气管插管、用救命药物、心室除颤等。这种情况下，急救员做的事情只是询问病史，检查生命体征，基本外伤处理如骨折的固定，用止血带止血，静脉输液等。如果患者胸痛或腹痛，急救员基本上不做任何处理，因为他们是技术员，诊断和治疗不是他们的工作，他们只是负责尽快把患者送到医院，他们的工作是救命，而非治病，而最有效的救治方式就是尽快把患者送到医院，只有医院才有足够的人力和完善的设备对患者进行处置。

美国医生的收入

前年回国，与国内一位医生朋友谈起了医生收入。他问我美国医生的收入是怎么算的。我说简单来说就四个字——按件计酬，看一个患者就收一份诊金，诊金一般为 30~300 美元。做一次手术就收一次手术费，比如阑尾炎的手术费是 800 美元。这些收入完全归医生所有，医院不得截留。这些费用也是在医院工作的医生的唯一收入来源，患者的其他付费，如药费、检查费、床位费则与医生没有任何关系。朋友说这样挺好，比我们从药品器械上想钱直接多了，为了赚钱，得动多少心思啊。

美国大部分医生自己开诊所。看一个患者，患者就付一份诊金，当然不是患者直接支付，有经济能力的人都会购买医疗保险，费用会由保险公司支付，病情不同，诊金也不一样。如果是小病，比如感冒，诊金可能就是 30 美元；如果病情复杂比如急腹症，可能要 200 美元。如果需要做检查，比如彩超、拍片等，保险公司则要另外付费。还有，保险公司不同，付费金额也不同，比如政府的穷人保险诊金是 29 美元，蓝十字付费为 69 美元。另外，诊所的服务也是影响收费的重要因素。我的同事带孩子看儿科，每次诊金 300 美元，因为这个诊所不用候诊，医生态度很好，耐心检查解释，患者愿意多花钱获得这样的服务。当然，诊金高，医生收入未必高，花大钱买服务的患者毕竟是少数。唐人街的一些诊所诊金比较低，但患者多，医生是靠量维持收入。

如果患者需住院，情况要复杂点。住院后，还是由诊所医生负责（即我们说的家庭医生），家庭医生每天会到医院查房一次，下医嘱。其余时间则由医院的住院医生负责，当然也有主治医生值二线班。如果患者在住院期间发现异常，简单的情况住院医生处置；如果拿不准，会与家庭医生联系。至于诊治费用，保险公司会付给家庭医生诊金和医院的住院费，比如护理费、床位费、检查费、药费等。

外科医生大多选择自己开诊所，做手术时医生会把患者带到医院，外科医生收取手术费，医院收取住院费。保险公司按病种付费，比如阑尾切除术，住院费 13123 美元，外科医生手术费 959 美元；心脏搭桥，住院费 50000 美元，外科医生手术费 3700 美元；髋关节置换术，住院费 35000 美元，外科医生费 2800 美元。医生对患者的服务并非手术结束就完事了。以剖宫产为例，通常保险公司付给医生的费用是 3000 美元，这个费用包括孕妇怀胎 10 个月的检查费用（而仪器使用费如彩超、化验另付）、手术费、术后复诊费，直到产妇完全康复。患者选择哪家医院做手术，是由家庭医生决定的。因此，医院千方百计让医生把患者带到自己这里来，满足医生提出的各种条件，这也充分发挥了医生在治疗中的主导地位。

美国医生用什么药，要考虑患者投保公司的支付情况，总费用就那么多，用的药就不能太贵，在保证治疗的情况下，尽可能用便宜药，否则医院要不来保险费，就会亏本。比如无菌手术预防感染的药，一般是比较便宜的“先锋五号”，手术的材料也是一样，选择标准是物美价廉。

诊金也好，手术费也好，一般都有市场价，不需要每个医生和保险公司谈判。这个市场定价是由供求关系决定的，医生少了，患者多了，医生忙不过来的时候，是可以要求保险公司增加付费的，否则可以拒绝患者——他们是保险公司的付费会员。反之，医生多了，保险公司也可以减少付费。当然如果医生觉得自己的手术做得漂亮，也可以要求增加付费。我就认识不少优秀的医生，他们不跟保险公司签合同，到他们那里做手术的患者全部自费，这个费用是一般医生的好几倍，甚至 10 倍以上，尽管如此，还是门庭若市。一位同事给患者做了肩关节内窥镜回旋肌腱撕裂修补术，别的医生和保险公司签订合同的收费是 2500 美元，他收费 9000 美元。没办法，人家值这个价。

美国没有物价局这个机构，如果美国政府设立这么一个机构来对医疗价格进行管制，以达到降低医疗费用的目的，不但徒劳，而且愚蠢，是给自己找麻烦。一个简单的诊金，医生和保险公司经常争得面红耳赤，甚至剑拔弩张，一方说不增加诊金就拒绝保险公司的患者，另一方说如果不降低诊金就取消合同。美国人相信市场规律，政府不来“蹚这浑水”。再说，医疗服务项目浩如烟海，收费项目自然也多，护理费、吸痰费、导尿费、注射费、监护费、床位费、拍片费、CT 费、磁共振费、彩超费、会诊费、造影费、气管插管费、胸腔穿刺费，等等，有人统计过，共有 4000

多项，谁能给出一个合理的价格？按照全成本法调查，取数、分摊、归类、加总、平均、定价，这大概是一个医疗行业的“三峡工程”，这个调查成本又是多少呢？美国政府不会做这些无用功，所谓合理、公平是不存在的，美国人认为市场即公平。

有人说了，如果政府不对医院进行价格管制，医院会不会漫天要价呢？毕竟看病是“刚需”。我想看病再刚需也刚需不过吃饭，按照同样的逻辑，农民在卖粮食的时候为什么不漫天要价呢？一个阑尾炎手术，正常手术费是 1000 块，你想收 1 万块，你就真能得到 1 万块吗？到时候别说是 1000 块，恐怕连 1 块也得不到！自由竞争不可能出现漫天要价，只有垄断才可能漫天要价！

美国特色的护士

护士在美国是一份收入不错且受人尊重的职业。在一份调查中，美国人认为护士是最值得信任的人。护士工作专业性很强，工作范围很广，在人口老龄化的美国，护士的需求量很大，所以护士是“皇帝闺女不愁嫁”，到哪里都可以找到工作。

临床护士的工资比较高，我知道的一家医院的护士工资，刚毕业年薪 63000 美元，有本科学位的 64000 美元，硕士 65000 美元，博士 66000 美元，另外工龄每增加 1 年，年薪将加 1000 美元。由于护士供不应求，许多护士做超时工，年薪超过 10 万美元不是难事。不管你有什么学位，只要你是临床护士，工作职责基本相同，并没有博士护士领导大专护士的情形，基本是同工同酬，博士只比没学位的每年多拿 3000 美元，扣税后每月多拿百多美元，因此，学位对护士的经济收入影响有限。

美国护士的工作种类繁多，每个医院都有自己的制度。大多数医院的护士有两种上班制度——8 小时工作制和 12 小时工作制。

一般来说，8 小时工作制是早晨 7:45 到下午 4:00；下午 3:45 到晚上 12:00；晚上 11:45 到早晨 8:00。在这 8.25 小时的工作时间中，有 45 分钟的吃饭时间，实际每天工作时间是 7.5 小时，一个星期工作 37.5 小时。傍晚和夜班的护士工资比白班护士每小时多 2~4 美元，每年可以多拿 3900~7800 美元。这三班的护士都是固定的班次，不倒班，白班总上白班，夜班总上夜班。由于大多数人都习惯于晚上睡觉，所以新护士的第一份工作是上晚班或夜班，等到白班的工作岗位腾出来，她们才能申请转到白班。当某科室有某个班次的护士空缺，会在医院公布，有兴趣的人可以申请，护士长会根据申请人的表现决定是否录用。认识护士长对获得职位肯定有帮助，但这不一定是走后门，护士长不会因为认识你而录用你，主要还是看表现。在美国，讲的是责任制，护士长要对自己的科室负责，要了一个懒惰不听话的人是给自己找麻烦。我和某些管理人员谈起雇人的事，他们基本上坚决不要亲戚朋友，你可以说美国人不近人情，但他们绝不会以牺牲自己为代价容忍别人的缺点和过失。

12 小时工作制是早晨 7:30 到晚上 8:00；晚上 7:30 到早晨

8:00，吃饭时间是1个小时，实际每天工作11.5小时。其中4个小时属于班次补助，每小时多赚2.7美元。每星期工作3天，其中第4个星期工作4天，这样护士总的工作时间是149.5小时/4星期。

除此以外，护士还有带薪年假20天，带薪病假12天，带薪假日12天，减去周末，每年实际工作216天。

普通病房护士与患者的比例是1∶(5~8)，ICU是1∶(2~3)。护士的工作还是比较辛苦的，绝对对得起她们的工资。工作时间基本是一刻不闲，有时下了班还要留下来补病历，当然没有加班工资。无论是三班制还是两班制，吃饭都在工作时间内，到了吃饭的点，一个护士去吃饭，另一个护士照看她的患者，然后再交换。忙的时候，是没有吃饭时间的，只能坚持到下班。

护士不仅要负责给患者打针、发药、抽血，生活方面的护理也是护士的职责。一句话，患者的吃喝拉撒睡，甚至洗头洗澡护士都得管。比如一位患者做完了腹部手术，恢复后来到外科病房。护士会欢迎道:“您好，王先生，我的名字叫Mary，我是您的护士，您感觉怎么样?”护士和护助一起帮患者过床，整好床铺后会再问道:“您现在感觉怎么样?痛的程度是多少?医生已经为您下了止痛的医嘱，您的止痛方式是静脉注吗啡或局部麻药。这种止痛的好处是……副作用是……术后的头两天疼痛是最厉害的，您应该获得良好的镇痛治疗。今天您还是禁食，明天医生来看过您消化道的恢复情况再决定进食时间和食物，估计从流质开始。尽管伤口会痛，但您还是得深呼吸，以防止肺部并发症。深呼吸时用枕头按住腹部会减轻疼痛，如无意外，明天您应该下床到椅子上休息，然后逐步恢复活动。”前一天患者基本是卧床休息，护士就得把大小便包办了。

从护理费到日间手术

平均下来护士的时薪为 38~50 美元，如果加上医疗保险费、残障保险费、退休金、人寿保险、工伤保险等福利，则可以达到 68 美元。由于病房是 24 小时工作制，一个岗位一天的护士成本是 68 美元 / 小时 ×22.5 小时 =1530 美元（吃饭时间没有工资，所以减去 1.5 小时）。在 ICU，一个护士只能照顾 2 位患者，平均每位患者的护理费为 765 美元。普通病房可以照顾 7 位患者，平均每位患者的护理费为 218.57 美元。这只是护理费，其余还有床位费、化验费、放射费、药费。所以，患者住院一天，绝对不是一笔小开支，普通病房一天 1000 美元左右，ICU 则得几千美元。

当然保险公司不会照单全收，否则会破产。保险公司一般是按病种付费，比如阑尾炎 1 万美元，价格是医院和保险公司经过反复的讨价还价后定下的，每年会根据物价进行调整。

一方面是每一天巨额的开支，另一方面保险公司的付费又是固定的，为了赚钱，为了生存下去，医院只有想方设法节约开支。其中，缩短住院时间是最重要的措施。20 世纪 70 年代的疝气手术，要住院一周，现在只需一天。正常分娩过去也是 1 周，现在是2天。从20世纪80年代开始，美国患者的住院时间大减，超过70%的手术，比如阑尾炎、胆囊炎、简单骨折都是以"日间手术"的形式进行。所谓"日间手术"，就是手术当天入院，当天出院。

许多大的医疗中心做了研究，结论是这种做法既省钱也安全。当然，要有一套完备的制度来保障患者的安全，其中包括可靠的医生——技术和责任心；可靠的患者——遵循医嘱，及时报告病情变化；可靠的家人——家属的陪伴以提供必要和及时的照顾；可靠畅通的医患联系系统；可靠的急诊室和医院的急诊手术处理能力。一句话，缩短住院时间是建立在过硬的技术上的。如果患者术后不是头痛，就是胸闷，你敢让他出院吗？

有一次，同事做硬膜外分娩镇痛打穿了硬膜，第二天产妇抱怨头痛，那天我负责产科麻醉，只好去看患者。患者态度很差，认为是我的同事动作粗鲁、技术差造成的并发症。我详细问了症状并做了检查，也同意头痛是由硬膜刺破引起的，我告诉患者这种并发症的发生率是1%，教科书上有记载的。我把保守治疗、有创治疗的优缺点向患者交代，让患者选择治疗方式。我提到了硬膜外血充填治疗，强调这种治疗仍然有1%硬膜穿破的可能。患者说："我相信你的技术，你不会打穿硬膜的。"她想哄我一下，让我做出决不会刺破硬膜的保证，我才不干呢。其实我的硬膜刺破率真的是少于1%，不是我技术高明，而是害怕并发症，患者头疼，我更头疼，是万分小心慢慢做的，这就可以一定程度地减少并发症。我很严肃地对患者说："教科书上说硬膜外操作有1%刺穿硬膜的可能性，我的操作自然会有这1%，你应该认识到这一点。”患者想了一下，决定暂时接受保守治疗。

到了下午6时，患者又把我叫过去，她决定接受硬膜外血充填治疗。她试了一天，保守治疗对头痛症状的改善有限，第二天她要出院，因为保险公司要停止付费，再住下去她就得自费，只好接受有创治疗。我把住院医生叫来帮忙抽血，自己来做硬膜外。住院医生把患者手臂的血管找好，消毒液用碘液而不是酒精，主要是担心把污染的血液打进硬膜外引起感染。我做硬膜外，当硬膜外针进入硬膜外隙时，住院医生开始在患者的手臂上抽血，他抽了20毫升的血，把针筒给我，我把血液打进硬膜外隙，这时患者抱怨腰背及颈背酸痛，大功告成，我停止注射血液，把硬膜外针拔出来，患者说头痛消失了。

通过与患者的对话，我觉得这位患者可能比较难对付。患者丈夫一直上网查妻子的症状及对应的治疗方式，如果我的说法与网上有出入，他们会质疑我的能力。我决定在患者出院后进行电话随访，一直访到患者不接我电话为止。所有的电话交谈都记录在病历里以备有麻烦时作证据。硬膜外血充填治疗后第三天，患者说又出现头痛症状，但程度比原先轻得多，没有任何神经系统的症状。我叫她马上去看我的同事，一位疼痛专家，我也与同事通了电话。我主要的担心是硬膜外血充填治疗的并发症，如血肿、感染等。同事看了患者后同意我的处理，并且告诉患者，如果保守治疗后头痛症状不缓解，也许她应该再次接受硬膜外血充填治疗。后来保守治疗有效，她就没有接受血充填治疗。

由此可见，日间手术也是问题多多，容易陷入法律纠纷，所以医院一定要量力而行，但缩短住院时间肯定是未来医疗行业的大趋势，如果你的医院住院时间比别的医院长，就很可能倒闭。

顶级医生

前文说过美国医生水平比较均衡，但这种均衡也是相对的，任何行业从业人员的水平都有高中低，医疗行业当然不能例外。

格拉德是位整形外科医生，当他还是医学院学生时，他就喜欢缝伤口。一有机会他就待在急症室，给外伤患者“缝缝补补”，这给他当外科医生打下了坚实的基础。完成住院医生培训后成为骨科医生，他的工作范围主要是肘关节、前臂和手的手术治疗。大家都知道，手对日常生活和工作甚为重要，受伤后如果治疗效果不好，将严重影响人的一生。不要小看这些关节手术，想做好并不容易，医生得有天分。

格拉德医生的技术好，找他看病的人很多，手术排队几个月是常事，他的收费也比较高，他根本不和任何保险公司签合同。患者来做手术，就得按他的收费标准交费。一位护士同事肘关节骨折，她首先找她的医疗保险公司签约的医生做手术，手术费为2500 美元，全部由保险公司出，但术后恢复得不好，无法工作，她只好找格拉德医生重做手术。现在她的肘关节功能恢复良好，也早回来上班了。这个手术，格拉德医生的收费是 8000 美元，全部自费。不过这位护士同事的年薪有 10 万美元，完全可以承担。我的麻醉师同事桡骨远端骨折，他的许多工作离不开前臂的良好功能，他让格拉德医生做手术。术后他的前臂恢复了超过 90% 的功能，能胜任工作。他是格拉德医生的同事，理论上得有点同僚之情吧。但交情归交情，生意归生意，这一点美国人分得很清楚。保险公司为他付了 2000 多美元的手术费，同事本人付了 7000 多美元。这个手术，格拉德医生收了近 1 万美元。我对同事说，太贵了吧。他耸耸肩答道，如果手术失败，我失去的就不是 7000 美元，说不定是 70 万美元，我可不能冒险。这就是美国人的思维，跟中国人完全不同。

贝医生来自巴拿马，毕业于西班牙的医学院，是一名优秀的骨科医生。他的技术好，这没话说，但让我佩服的还是他的术前谈话技巧。他会拿出一张白纸，把骨头的形状画出来，然后把解剖名称写出来并用箭头标明，告诉患者他打算如何做手术，然后他把自己的名字和电话也写在纸上。这样患者和家属在了解诊疗方案后即可做出决定是否请他做手术。一般的医生是把一大堆医学单词甩给患者，把人弄晕，可搞不清楚情况，患者就无法做出选择。

贝医生的私人诊所经常人满为患，拄着拐杖的，坐着轮椅的，挤满了不大的等候室。他要指导这些患者如何做康复治疗，解答他们所有的问题。由于他真切的关怀，很多患者心甘情愿等候数小时，以期获得良好的服务。处理完这些患者，他还要匆匆赶到医院做手术。他一天的手术量约为10台，几台膝、髋关节置换术，几台关节窥镜术。这些患者都是他的患者，不是医院的患者，他可以把这些患者带到任何一家医院。所以对医院来说，贝医生就是上帝，他给医院带来了生意。贝医生选择医院，考虑的是医院的实力，特别是手术室、麻醉师，还有住院条件、交通，等等。

我问他为什么不找一个骨科医生合伙，分担工作，轻松一点。他的回答令我惊奇："合伙人制度是人类最愚蠢的发明，没有任何好处，只会带来麻烦。例如婚姻，你看看多少人离婚。所以我不会结婚，也不会和别人合伙工作，没有负担没有责任，自由自在过日子。"

他70多岁了，一直没结婚，也没有孩子，在我们中国人看来，他这么辛苦地工作，到底图啥呢？朋友们都说除了工作他无事可干，工作就是他的生活。他是一位好医生，也喜欢工作，解除患者病痛的过程中也享受了金钱给他带来的快乐。他很有钱，在几个国家都有房产，有私人游艇。一年有两个月的休假，冬天一个月去瑞士滑雪，夏天一个月驾驶他的私人游艇到中美洲的私人小岛上，住在小木屋里，过原始生活。

西医生很有钱，他的钱是来自家族的生意。他是妇产科医生，年逾七十，仍无意退休，在纽约的公园大道开妇科诊所。由于产科医生的误医保险很贵，很多完成妇产科训练的医生只得放弃产科，只做妇科。妇科医生为妇女治疗各种疾病，但他基本上只做子宫肌瘤切除术。很多人会说，这个手术太简单了，能有什么诀窍呢？我不知道他有什么诀窍，我只知道，这病多发于30~50岁的妇女，如果患者已完成生育任务，不少妇科医生会建议患者做子宫切除术。西医生认为子宫的存在有助于妇女的性生活，正常健康的性生活可维持夫妻和睦、家庭完整、妇女本身的自尊和快乐。除非不得已，他不建议做子宫切除术。西医生为女性着想的做法使她们心存感激。西医生在手术的过程中非常细心，某些患者的子宫长了大小二十几个肌瘤，他都会一一切除，而且术后患者疼痛很轻微。这种手术，一般保险公司的签约医生的手术费约1000 美元，西医生的收费则是 12000 美元。西医生很有生意头脑，他的诊所开在公园大道，附近住的都是有钱人。花钱买平安、买快乐对有钱人来说是值得的。西医生还会做市场开发，曾写了一本科普医疗书介绍子宫肌瘤切除术的好处，实际就是为自己打广告。我知道他还通过某些渠道把外地的有钱人吸引到他的诊所来。我相信，如果没有足够的付费患者来就诊，他的诊所早就关门歇业了。

美国人很大方，他们愿意自掏腰包以 10 倍的市场价格付给他们信任的医生。美国人也很小气，他们只为一条来自中国的裤子付 2 美元。他们认为，这一切取决于你能否提供别人所不能提供的产品，要想比别人有钱，就得比别人干得更好，这就是美国人的价值观。在他们的观念里，能力和价值必须用金钱衡量。

美国人看病，是冲着医生去的，比如上面的几个案例，患者选择的是格拉德医生、贝医生、西医生，只有做手术时才与医院发生关系。这与中国有较大差别，中国的患者是冲着医院去的，可是哪怕最好的医院，医生的水平也参差不齐，患者根本不知道谁为自己看病，水平如何，而少数专家号，大部分患者根本挂不到。当然这种差别是由两国不同的医疗制度决定的。在中国，医生是医院的员工，是给医院打工的。在美国，从某种意义上说，医院是在给医生打工。美国医生没有奉献一说，亲兄弟也明算账，有钱住别墅，没钱睡公园，拼的就是个人能力，这就是美国梦。

美国的这种制度，水平一般的医生就“悲剧”了。心胸外科的施特医生两年前从住院医生基地毕业，开始当主治医生。我认为他不具备心胸外科医生的天分，手术做得实在蹩脚。开始时他在高年资的医生指导下做手术，几个月后他的表现差强人意，无法获得心脏手术主刀的资格，他只好为别的医生做心脏手术的第一助手。第一助手的工作是从切皮肤一直干到缝合，而主刀医生只是上台做最关键的手术部分——缝合搭桥的血管或换置心脏瓣膜。一个心脏手术要做数小时，他只能拿第一助手的手术费。他的专业训练时间 15~16 年，30 多岁的人了，现在才开始正式挣钱来归还教育贷款和成家立业。一天他谈起自己诊所的管理，提到他只雇了一个半工秘书，没有手术的时候他就叫秘书不要上班，他自己接听电话。其实秘书拿的是最低工资，连这个开支他也是能省就省，可见他的收入不高。美国医生学习培训时间长，但没有任何制度保证完成训练后的收入，技术水平不行，患者少，收入就少。美国的用人制度就是如此，干得不好，皇帝老子都没情面可讲，年轻或年老的医生都是一样的命运。我不知道他是否知道自己的优缺点，为什么会选择这个专业作为自己的终身事业。我一为他的患者做麻醉就心惊胆跳，总是担心出事。

一位刚毕业的普外主治医生告诉我，他每年要付的误医保险费是6万美元，加上诊所的租金、秘书和其他费用，费用不低。他做一个疝气或阑尾炎手术，包括术前诊断和术后照顾，保险公司只支付不到1000美元的医生费。1000美元看来是个大数目，但是他要做多少手术才能在维持基本开支的前提下获得自己的收入呢？

盖普勒调查了医生对自己职业的满意程度，报告指出满意程度最高的是癌症放射科医生，其次是病理和皮肤科。各种外科医生对自己工作的满意程度都相当低，其中心胸外科的满意程度最低。尽管外科医生在荧幕上的形象最高大，实际上他们付出很多，工作很忙，却没有太多时间享受生活，而且工资不一定很高。至于心胸外科医生就更惨了，现在许多患者的冠心病都接受金属支架的治疗，整个美国的心脏手术量大减。他们的培训时间长，刚毕业的主治医生能找到工作就不错了，成功的心胸外科医生工资还是很高的，有的年薪达百万美元，但是随着心脏手术的减少，他们能否保持高收入未必可知。需要做手术的患者年老多病，增加了手术的难度和术后并发症，医生的工作压力增大，前景未明。说不定数年后他们中的很多人要失业，一些医生要被迫转行。在这种现实面前，他们如何开心满意？

喜欢自己的专业，兢兢业业为患者提供优质的服务，自己获得优厚的待遇和享受舒适的生活，这应该是医生们的梦想吧。其实无论干哪一个专业，最重要的是努力学习，认真工作，成为该行业的佼佼者，但佼佼者毕竟是少数，否则也不能叫佼佼者了。

不同的阶层，不同的治疗

约翰是位成功的白人，他在某公司担任重要职务，工作忙，工资高，其妻子是一位聪明能干的家庭主妇。他患有高血压、高血脂，在妻子的监督下他每天按时服药，基本上他的疾病能得到良好控制。一天他感到胸口疼，但是他并没在意，只是在电话里跟妻子提了一句。妻子马上打电话给家庭医生，不久，约翰接到医生的电话。医生详细地问了症状，然后说，你马上到诊所来，一刻也不要耽误。约翰说我正忙，只是一点不舒服而已，有空我会去诊所的。医生说，如果你想死的话就慢慢等吧，你可能有心肌梗死。医生的严肃声调使约翰感到害怕，他立即放下手头的工作，迅速赶到诊所。心电图显示，心肌梗死。医生叫约翰去医院急诊室，然后他给心脏内科医生打电话，自己也往医院赶。在医生和医院的努力下，由于冠状动脉开通及时，约翰的心肌基本没有受到太大的损伤，也就是说他今后的生活质量基本不受影响。

出院后妻子对他说，根据医生的意见，你要完全改变生活习惯。约翰到营养师诊所接受了营养咨询，参加了健康俱乐部，会费为每年 1000 美元，还专门请了运动教练（每小时 20~30 美元）教导和监督约翰的运动。妻子精心设计了日常饮食，增加了粗粮和水果的比例。数月后，约翰体重减了，血脂检查正常，生活和工作也恢复了正常。

托尼是邮局的工作人员，身材高大肥胖，患高血压和糖尿病。他试图减肥，但体重增增减减，总的来讲还是“蒸蒸日上”。一天他感到心口痛，开始时他并不在意，后来痛得实在无法忍受，只好叫救护车。他被诊断为心肌梗死，他的家庭医生和这医院没有合约关系，无法亲自给他做治疗。医院医生使用了溶栓治疗，由于治疗晚了，他的心肌还是受到了损伤。出院后，他回到私人医生诊所复诊，医生还是老生常谈——控制血压和血糖，按时服药，注意饮食，减肥和运动。可是托尼的家庭是双职工户，家里有孩子，夫妻俩忙里忙外。他说他知道医生的话是对的，但是做起来并不容易。托尼显然属于心脏病发作的高危人群，谁能说他下一次心肌梗死的结局会怎样呢？

玛丽是来自东欧的新移民，只能说几句蹩脚的英语（Broken English）。好不容易在旅馆里找到一份洗床上用品的临时工作，但没有健康保险，平时也不看医生。她和男友同居，分担日常生活费用。这天早上她胸口痛，但她还是去上班，后来实在受不了，只好请假在床上休息。症状虽有所缓解，但数小时后她的疼痛加剧。傍晚时分，她熬不下去，去了急诊室。医生诊断是心肌梗死，由于时间太长了，她没有接受溶栓治疗，心肌已严重损伤。这意味着以后她会有心衰，严重时走几步路就会气喘吁吁，也就是说，她基本丧失了劳动能力。在医院，她只接受了对症治疗，病情稳定后她出院，将继续到政府医院诊所接受随访。

政府医院为穷人提供免费服务，经费来自税收。许多医院是住院医生培训基地，有主治医生带教，住院医生为患者提供治疗服务。政府医院的诊所机构臃肿，办事缓慢，工作人员和住院医生都是打工的，未必都有工作热情。患者想看病要先约时间，有时要等上几个星期或数月。

玛丽好不容易在她心肌梗死后两个星期约到医生，但是在医院诊所看病困难重重。她花了 1 个小时赶到政府诊所，尽管约了时间，可每次连等带看至少 2 个小时。约了做心电图和看心脏专科医生的时间，那已是数星期之后了。玛丽想去上班，老板要她出示医生写的健康证明。她跑了几次诊所，碰巧她的医生休假了，别的医生以对她的病情不了解为由拒写证明。看病的麻烦使她多次想放弃，她无所事事，经济窘迫，对自己病情和工作的担心使她心情沮丧。为打发时间，她把垃圾食物往嘴里塞，数月中她体重增加了 10 多磅，等到她回到诊所看医生时，她的血压、血糖和血脂都远远高于正常值。毫无疑问，她的结局是悲惨的。

当住院医生时，我曾在这种诊所工作过，由于住院医生没有单独治疗患者的权力，我们看了患者还要向主治医生汇报讨论。一位主治医生负责几位住院医生，有时我要等很长时间才能和主治医生讨论自己的患者。我们看初诊的患者通常超过 1 个小时，复诊也要半个小时以上，加上等候时间，患者至少要花 2 个小时才能完成看病过程。住院医生要到不同的科室轮转，我们给患者看了 1~2 次病就离开了，别的住院医生再接手。我记得我在内分泌科看糖尿病患者时，所有患者的血糖都超过 200mg/dL，根本没见过一个正常的。尽管我们使用药物来控制血糖，但是患者的配合也是很重要的。

毫无疑问，我们这些正在学习的住院医生的诊治水平有限，诊所的服务也不完善，但是身体是自己的，无法获得良好的医疗服务，患者更应该对自己负责。美国人的体重和收入成反比，收入越高，体重越低；收入越低，体重越高，肥胖已成为无法预防和治愈的流行病。这都怪美国食物丰富，价廉物美。垃圾桶里食物多得是，美国的乞丐都拖着一个大肚腩。目前，美国没有医疗保险的人数正在增加，这批人缺乏常规性的健康检查和治疗，往往把小病拖成大病后，才跑到急诊室接受治疗。政府想了各种办法，但至今没有任何可行性的方案。

第三章

过度医疗

2010 年美国在医疗保健上花费了 2.6 万亿美元，占 GDP 的 17.9%，人均 8402 美元，这几乎是其他发达国家的 2 倍。在美国，高速增长的医疗保险费用给企业，特别是小企业套上了沉重的“枷锁”。美国雇主为职工购买的年度医疗保险费，对于一家 4 口是 14000 美元，个人是 4700 美元。自 1999 年以来医疗开支的增长比员工工资增长快 4 倍。更为要命的是，据美国国家健康医疗联合会估计，到 2017 年，保健费用将增加到 4.3 万亿美元，占 GDP 的 20%，是国防支出的 4.3 倍。而同时期其他富裕国家花费在医疗上的费用是：瑞士占 GDP 的 10.9%，德国占 10.7%，加拿大占 9.7%，法国占 9.5%。

美国的医疗费太贵，几乎让美国政府破产，2011 年闹得沸沸扬扬的美国债务危机，一个重要原因就是美国式福利太好，医疗在其中扮演了重要角色。那美国的医疗费为什么这么贵呢？还是用事实来说话吧。如下故事有些是我的亲身经历，有些是我的见闻。

德贝基教授的心脏手术

如果你知道心脏手术发展的历史，一定知道德贝基教授（Dr. DeBakey），他是美国有名的心脏外科医生，是心脏外科之父。中国的心脏外科教科书也提到他的名字。

2005 年 12 月 31 日，97 岁的德贝基教授正在备课，突然间感到胸背剧烈疼痛。他认为自己得了心肌梗死，数秒后他的心脏会停止跳动。他都没想过要打“911”电话。

可是他的心脏继续跳动，他怀疑自己患的不是心肌梗死，而是主动脉夹层瘤。

尽管德贝基教授不愿意把自己的不适和自我诊断告诉妻子，但妻子从他痛苦的表情上判断他的病情不轻，她立即叫来医生。医生同意德贝基教授的诊断，但是确诊需要做增强 CT 检查，德贝基教授拖到 2006 年 1 月 3 日才到医院做了检查，结果发现，德贝基教授得了二型夹层动脉瘤。根据德贝基教授自己定下的分型标准，不做手术，患者的病死率接近百分之百。然而德贝基教授根本不考虑接受手术。许多年来，他为许多患者做过这类手术，即使完美的手术操作，也会有患者去世，活下来的却患有多种严重而可怕的并发症。

德贝基教授拒绝住院，由于他在心脏外科的权威地位，他的徒子徒孙们没有人敢站出来告诉他应当接受什么样的治疗。在家里，他的血压无法得到控制，呼吸困难，心包积液，说明他的主动脉在漏血，还有肾衰。终于，在 1 月 23 日他住院了。2 月 9 日，他陷入了昏迷。

医生们认为尽管为 97 岁的患者做手术风险很大，但这是目前唯一可行的方法。但是德贝基教授可能死于手术或产生的多种并发症，并且会延长他的痛苦时间。医生们和家人进行了详细的讨论，家人决定让昏迷的德贝基教授接受手术。

麻醉师拒绝提供麻醉服务，理由是德贝基教授在拒绝手术的文件上签了字，并且签下了拒绝抢救（DNR）的文件。医院管理人员、医生、律师一起讨论目前的处境，为了能合法地进行手术，最后他们召开了伦理委员会。会议进行了1个小时，成员就如何执行法律、保护患者和遵守德贝基教授的意愿争论不休。德贝基教授的太太等不下去了，她走进会议室说："我的丈夫快死了，而你们却无动于衷，马上开始工作吧。"讨论到此结束，到会的多数人同意应该为德贝基教授做手术。2月9日晚上11时，手术开始，延续了7个小时。医生们使用德贝基教授自己发明的人造主动脉来修复他那破裂的主动脉。

一些医生预计德贝基教授在手术台上或术后不久逝世，令人惊讶的是，尽管德贝基教授的复原过程如风暴似的翻江倒海，经历了气管切开，6个星期的呼吸机支持，胃造瘘，肾透析，感染，肌肉无力使他无法站立，体位性低血压等并发症，但他还是渐渐复原了。

5月16日德贝基教授出院，但是6月2日他因高血压、呼吸困难、肺积水和心动过速再次住院，在用药物控制了血压后，德贝基教授终于开始逐渐康复。

德贝基教授智力的恢复远早于身体。他醒来时感到全身无力，四肢瘫痪的想法使他恐惧。其实全身无力是由肌肉萎缩造成的，理疗师可以帮助他增强肌力。

从2006年下半年开始，德贝基教授恢复了他的日常工作。后来纽约时报又发表了一篇有关德贝基教授的文章，99岁的他接受了国会颁发的金质奖章，这是美国公民能得到的最高荣誉。

应该说德贝基教授的发病和治疗都非常具有戏剧性——德贝基教授的自我诊断和拒绝治疗，医生们赌博性的手术，麻醉师的拒绝服务，伦理委员会的争议，妻子的介入，德贝基教授的复原和全天工作，整个过程波澜起伏。不过德贝基教授是一位很幸运的人，居然能渡过重重难关，重新开始他心爱的心脏外科工作。他仍然拥有聪敏的大脑，继续活跃在心脏外科界。我看到过他坐在轮椅上的照片，神采奕奕。在机动轮椅的帮助下，他的活动基本不受限制。不过大家不要以他为例，认为年龄再高也应该做如此大风险的手术。事实上，这类手术的病死率和并发症率是非常高的，德贝基教授对此非常清楚，这也是他为什么拒绝接受手术的原因。

医院不愿意透露德贝基教授的医疗费用，有人估计他的手术和住院的费用将达数百万美元。德贝基教授于 2008 年 7 月 11 日逝世，享年 99 岁。

我不知道这是悲剧还是喜剧，从道德角度考虑肯定是喜剧，因为手术延长了一个人的生命；但如果从经济的角度考虑，美国的医保系统要砸进去数百万美元，这仅仅是让一个人延长了 2 年的生命，如果这样的案例多了，恐怕哪个财大气粗的保险公司也支撑不下去。随着医疗技术的不断进步，人的寿命越来越长，而越接近生命的尽头，医疗开支就越大。

20 世纪 70 年代，美国前总统尼克松曾雄心勃勃地斥资 300 亿美元进行癌症的研究，要在 1976 年美国建国 200 周年之际攻克癌症。然而，这一目标并未实现，付出的代价却不小。生老病死是人类难以抗拒的规律，健康长寿还是要靠自身良好的生活方式，想靠医学延长生命，代价太大，而且作用有限。

“瘾君子”的手术

我曾经做过一台心脏手术，患者 50 余岁，有静脉注射毒品的历史，因心内膜炎入院。这天中午医生为他做了经食管心脏超声的检查，发现有主动脉瓣脓肿，脓肿腐蚀了主动脉瓣，造成严重主动脉瓣关闭不全、心衰、肾衰。再加上脓肿这个感染源在心脏里，必须做手术彻底消灭，才能解决问题。

患者的病历里有这么一句话：The patient is a poor historian. 字面意思是说患者是一位蹩脚的历史学家，真实的意思是患者不能清楚地把自己的病情说出来。有的患者有老年痴呆症，不能回答医生的问题，有时患者不愿坦率地回答医生的问题，吞吞吐吐让医生不得要领，这可以理解，毕竟用毒品不是什么光彩的事。手术开始后我就担心可能发生意外。当患者上了体外循环机后，我把住院医生留在手术室，赶紧到休息室歇一歇。我知道当我们为患者脱离体外循环时会有一场恶战，我得留足精力来应付一切可能发生的意外。

体外循环共用了 172 分钟，比一般心脏手术的体外循环时间要长些。我的同事申医生小心地检查了术野，觉得满意，就把胸腔关闭了。申医生是一位非常细心的外科医生，他做的手术出血量很少。这时我发现引流管出血相当快，尽管没有测量出血速度，凭直觉我就知道麻烦来了。我把引流管换到新的盛器，记下时间，测量出血量，这时已是凌晨2:18了。我对申医生说患者的出血很厉害，他说止血他做得很仔细，没看见出血点，也许是凝血功能障碍，输血液、血浆、血小板吧。当时我也没有什么选择，只能这么处理。我们把患者留在手术室观察，45分钟的出血量约600毫升，而且出血速度没有减缓的趋势。如何解释和处理患者的出血？我们都束手无策。最后，申医生说，用凝血因子Ⅶ吧。科室曾经请一些专家给我们上课，提起过患者术中流血不止可用凝血因子Ⅶ，但从来没用过。这是非常昂贵的药，一剂1.2毫克的药，价值2万美元，比黄金贵几十万倍！

申医生打电话到血库要来了药，我根据说明书的指示，把药通过静脉注射到患者体内，慢慢的，出血停止了。等我们把患者送到ICU，已是凌晨5点了。两天后患者情况稳定，被转到一般病房，这个患者被我们成功地救活了。

似乎这个故事已有一个圆满的结局，但患者有毒瘾，病重的时候没有精力找毒品，病好了，毒瘾又犯了。如果患者用不清洁的注射器给自己注射毒品，他会再一次得同样的疾病，再一次需要做同样且风险更高的手术。事实证明了我的判断，半年后这位患者又来了，这一次他没那么幸运。

美国每年给这些“瘾君子”治病不知道要花多少钱。上面这位患者应该是无业游民，有钱买毒品，没钱交医药费。美国的法律规定医生不能见死不救。这类患者的医疗费用基本上是政府和医院埋单，但估计他们是不会去申请医疗救济的，最终还是得由医院出钱，不少美国医院就是被这样整垮的。

在一个标榜“人人平等”和“生命高于一切”的国家，人们无法接受有人因为没钱而得不到救治的情况发生。“不惜一切代价救治”这样的漂亮话说起来容易做起来难，我们也可以给这些人进行一些象征性的治疗，但是很多人还在坚持，我不知道还能持续多久。

无用的手术

有一次到医院的教堂参加一位同事的葬礼。她是手术室的文员，50 出头，2014 年发现患有晚期肠癌，经过了化疗等治疗，病情持续恶化。尽管化疗后体重减轻了，但她仍然能健步走进手术间，可惜她死在了手术台上。听说她的癌症已转移到肝和肺，她不愿接受等死的判决，外科医生打算把肝癌切掉后再化疗。手术风险很大，但她还是愿意赌一把。术中大出血，输血量超过 4 万毫升，其他输入的液体不详。整个手术费用至少 10 万美元。

事后很多人认为这手术不该做，因为这个手术风险高而且效果差。但手术还是做了，因为患者拒绝接受命运的安排，要不惜一切代价挽救自己的生命。由于有保险，患者没有医疗费用的负担，平时交了那么多保险费不就是为了今天吗？当然手术也可以给医生带来收入，医生何乐而不为呢？

这也是美国医疗的一个缩影，人不愿意死，为了活命不惜任何代价。可这个国家真的能承受如此高昂的代价吗？在英国和加拿大，全民医保的政策根本不允许医生做这个手术，即使要做肯定也会让她排队，而她可能在等待中寿终正寝，也许还可以多活几个月。但又有谁能预测未来呢？在治疗之前谁能告诉患者哪个治疗更好？就算告诉了，相对于一个几乎等于死亡的保守治疗，还是会有人选择哪怕只有万分之一概率的所谓积极而又昂贵的治疗方法。

如果说这位同事是求生不能的话，还有一些人则是求死不得。

70 多岁的一位中国女性，多种基础疾病，植物人，靠呼吸机和胃饲生存，长期住在慢性病医疗照顾中心。这天她被送到医院，原因是胃饲管堵塞了。

由于营养充足，她比较肥胖，但是整个背部都是褥疮，曾做过不少植皮手术，溃疡坏组织处处可见。胃饲管周围的皮肤发红发亮形成一个深洞，一条管子插在深洞的中间。多年来大量的抽血和输液，她的静脉早已消失，针刺多次才勉强抽出一点血液和打进静脉针。植物人状态应该没有痛觉吧。其实她仍然感觉到疼痛，针刺进皮肤时她会试图抽回手臂。

儿子接到通知来到医院，我们向他解释需要做的操作，他一脸无奈地说道：“你们要做什么就做什么吧。”

多年来母亲接受了无数的治疗，不能进食时，就在皮肤上打个洞，把管子塞进胃里；呼吸衰竭，切开气管上呼吸机；肠梗阻，开刀切掉一段肠子，等等。每次治疗，医生都会告知各种操作，详细解释其必要性、并发症等，儿子所做的就是回答一个字“Yes”。

如果儿子不同意治疗，患者将因无法进食而死。尽管他比任何人都明白，这样的治疗只能带来痛苦，对母亲毫无意义。作为中国人的儿子，他不敢放弃治疗。至于开家庭会议来讨论这个问题，他想都不敢想，那些从来不到医院探望母亲的亲戚们可是帽子专家，什么不孝呀，没良心呀满天飞，儿子可受不了，只好委屈母亲啦。

我无法确切知道全球有多少患者处于这样的“植物状态”或者“半植物状态”，但肯定不少。记得中国一位著名的作家，也是长期瘫痪在床，他说“活着对我来说是一种痛苦”，这或许是这类患者的共同心声。但不救又不行，因为这不符合我们的道德观念。

当然并不是所有的患者或者家属都是这样，下面这个故事是我当实习医生时遇到的。

70 多岁的患者平静地躺在病床上，由于严重贫血，本就白皙的他更显苍白。消化科医生做肠镜检查后，发现他的结肠有肿物，活检证实是癌症。外科做了评估，约了手术时间，不久患者被转到外科去了。

患者平时沉默寡言，我们也没有看到他有什么来访者。他结过婚吗？有孩子吗？由于牵扯到个人隐私，我们对此一无所知。他转到外科后我还向外科医生问起他的情况，据说围术期他出现了些并发症，住进了重症病房。

一天我碰到该病区的医生，顺口问起那位患者。医生说他已经去世了，这多少让我有点意外，尽管这个病的结局肯定不好，但速度也太快了点。

医生告诉我，手术后病情比较稳定，他被送回内科病区，一天他又出现消化道出血的症状，医生来到病床前，建议输血，进一步检查以及再次手术。

他拒绝所有治疗，医生苦口婆心地解释，指出不接受治疗将危及生命。他表示明白医生的意思，但是“我活够了，Enough is enough”。也许对他来讲生活已经没有意义，也许手术的伤口使他痛苦，也许重症病房的经历使他感到害怕，没有患者的同意，医生不能够强迫治疗，医生把谈话过程详细记录在病历里。

患者留在普通病房，他的消化道继续出血，之后，他陷入昏迷，医生坐在床边默默等待着最后一刻。就这样他静悄悄地离开了这个世界，医生送了他最后一段路程。

听着医生的讲述，我耳边响起了齐豫的歌声，“不要问我从那里来，我的故乡在远方，为什么流浪，流浪远方，流浪……”人生也是一种流浪，也许患者已经厌倦了流浪，希望能找到最终的归宿，也许现在他已经找到了。

过度治疗浪费了医疗资源，增加了老百姓的负担，让患者死得痛苦，这样的做法并不人道。美国医疗界对此做了广泛的研究，从人道、医疗伦理各方面寻求解决办法。2006 年，美国医疗界正式承认 Hospice and Palliative Medicine（姑息治疗）的地位。

这种治疗由医生和护士、社工、神职人员一起为患者提供心理和精神的支持，减轻症状和病痛，改善生活质量。对于绝症患者不再提供积极的治疗，例如手术、化疗等。交了昂贵的学费之后，美国人终于开始认识到让患者有尊严的离开才是最人道的，一味地不计成本地延长生命并非理智的选择。

2010 年，一位中国医学界的泰斗、工程院院士由于不堪忍受癌症的长期折磨，从位于 14 楼的家中跳下，结束了自己壮丽的一生。我想他是在用这种惨烈的方式告诉周围的人，不要进行那些无谓的抢救。假如我们的文化中包含尊重患者的思想，或许这位院士可以选择祥和地离开。

第四章

美国的医保

奥巴马在全力推动他的全民医保时，共和党人曾指责他的法案起草、制定过程过于仓促，未能征求广大民众的意见。奥巴马反驳道："法案不是过于仓促，而是过于漫长，美国人已经等得太久，等了整整一个世纪。"

全民医保如此好的事，在美国为何会如此艰难呢？到底是哪些人在反对？他们反对的理由是什么？

党派之争

在美国的百年全民医保的征途上，除了尼克松，都是民主党总统在推动全民医保。两党如此对立，源于彼此的价值观不同。有一个故事生动诠释了这种差别。

一富翁到海边散步，见一渔夫悠闲地躺在岸边晒太阳、喝啤酒。富翁问渔夫为什么不去打鱼，渔夫说一大早就去打鱼回来了。富翁认为渔夫应该趁着天气好抓紧时间再去打鱼，打更多的鱼。渔夫问，打更多的鱼干吗呢？富翁说，赚更多的钱，然后买一艘新的渔船，然后再赚更多的钱，然后再买更多的渔船，赚更多的钱，然后你就成功了，就可以悠闲地躺在海边晒太阳、喝啤酒。渔夫说，我现在不就躺在海边晒太阳、喝啤酒吗？

共和党就是那个富翁，民主党就是那个渔夫。

这种理念的差别在经济上就表现为：共和党强调个人奋斗，减少税收，减少政府大包大揽；而民主党正好相反，希望增加社会福利，追求社会公平。

共和党的支持者认为医改之后，他们缴纳的税金要升高，这实际上相当于自己掏钱为那 15% 的人购买保险，这自然很容易引起人们的反感——凭什么我们累死累活，而那些人可以不劳而获？为了购买医疗保险，他们背上了沉重的包袱。最典型的例子就是美国科罗拉多州高地市的市长斯帕克斯为了购买医疗保险，竟然在晚上到一家脱衣舞俱乐部找了一份看门人的兼职。斯帕克斯说：“我只是用当门房赚来的钱支付我的医疗保险费，我一个晚上赚 100 美元，一周兼职 3 天，而我们的医疗保险，需要每月缴纳 1200 美元。”

没有保险怎么办？请向这位市长学习，这大概是很多共和党人的想法。

民众——我们不要 NHS

以美国的财力，实现全民医保并不是什么难事，可为什么在争吵了 100 年之后还没实现？因为他们对加拿大、英国实行全民医保后出现的种种弊端很清楚。

伦敦奥运会开幕式上有这样一幕：在米字旗升起的时候，一群医护人员进场，排出了流光溢彩的三个字母——NHS。NHS 是

“国民卫生服务（National Health Services）”的缩写，代表了一个雇佣150万医护人员，由政府财政支持、免费为所有英国人提供医疗服务的体系。

1942年，英国深陷二战“泥潭”的时候，一个由政府任命的、贝弗里奇爵士主持的委员会公布了关于公共服务改革的报告，核心内容是建立全民医保体系，后世称其为《贝弗里奇报告》。这份报告就是NHS的蓝图，60多年过去了，NHS为英国人的健康提供了无微不至的关怀，英国人看病不需要带钱，不需要也没有医保卡，只要证明你是英国人就够了，医院所有的开支由政府承担。英国《泰晤士报》在世纪之交曾做过一项调查，在回答“你认为政府在20世纪影响英国人生活的最大业绩是什么”时，46%的人认为是NHS，18%的人认为是福利制度的建立，15%的人认为是赢得“二战”胜利。可见NHS对英国人的影响之深。

但随着医疗水平和患者要求的提高，NHS面临的问题和矛盾也越来越突出。尽管NHS建立60多年来，其规模不断扩大，但随着人口的增加，医疗服务远远供不应求。1975年NHS的开支占GDP的3.8%，1995年是5.7%，2003年达到7.7%。2000年，全国公立医院有约50万张病床，每千人拥有约9张病床、8名医生。NHS做过一个统计：1周内，有140万人找NHS的家庭医生看病，80多万人在NHS医院门诊就医，70万人看牙医，乡村巡回护士处理70多万病人，1万多婴儿由NHS医生接生，外科医生做1200例骨科手术、3000例心脏手术和1050例肾脏手术。医生抱怨，他们是英国工作时间最长的人。但民众也抱怨，英国是全世界候诊时间最长的国家。有人打趣说见医生比见女王都难。他们质问，为什么英国人交那么高的国民保险税，却享受不到法国、西班牙那样的医疗服务？据官方的保守数字，预约医院的常规门诊是 6 个月，等候住院手术要 18 个月。

英国媒体曾报道，一个女孩登记扁桃腺手术，20 年后才接到通知，小女孩早已成为两个孩子的母亲了。例子有些极端，但排队问题是民怨的焦点。2003 年，新加坡资政李光耀的夫人柯玉芝在英国突发脑出血，救护车送到医院后却被告知要排队等候，在急诊室的走廊上等了数个小时后，李光耀只好通过外交途径才让妻子做上 CT。后来，李光耀冒险护送病危的夫人回国治疗。他形容那次“冒险飞行”中的心情“如入地狱一般”，他怒斥英国的医疗服务是全世界最差的。

正因为 NHS 有种种不足，商业医疗保险才应运而生。有患者亲身经历，第一次以 NHS 的身份预约专科医生，结果排了 4 个月。第二次，以商业保险公司的客户身份预约，第二天就看上了，医生竟然是同一个。是的，很多医生，特别是优秀的医生，既是 NHS 的医生，也是商业保险公司的签约医生。患者的排队时间，取决于你的保险——是 NHS，还是商业保险。政府允许医生给商业保险患者看病，以弥补收入的不足。但也有一套规章制度防止医生只看商业保险患者，而忽略 NHS 患者。BBC 曾做过一个调查，医生 75% 的时间在为 NHS 患者服务，25% 的时间在为商业保险患者服务，但收入正好反过来，75% 的收入来自商业保险，而 25% 的收入来自 NHS。

2000年7月，布莱尔发布了NHS现代化改革的5年计划，承诺要使NHS成为以患者为核心的服务体系、真正有效率的21世纪医疗服务，要“再次成为全世界羡慕的对象”。他给2004年设定的目标为：患者能够在48小时内见到医生；在医院急诊室的等候时间减少到平均75分钟；常规门诊预约等候时间从6个月缩短到3个月；住院手术的等候时间从18个月减少到6个月等。

遗憾的是，就是这样一个目标也因反对太强烈而不得不搁置。

什么样的手术经得起18个月的漫长等待？这是美国人无论如何都接受不了的。多数美国人凭自己的奋斗购买了医疗保险，其保障水平和效率要比全民医保的国家高得多。我曾见过多位老年痴呆者，甚至植物人接受心脏起搏器植入术。电视新闻曾经报道，一位智障儿童需要器官移植，由于智障，移植中心拒绝把他放到等候名单里。“没有人性，歧视智障，不公”等骂声不绝于耳。最终医院给这位孩子进行了肾移植。这些手术，在全民医保的国家是不可能被批准的。如加拿大的医生基本不会介绍年龄大的尿毒症患者去接受透析治疗，肿瘤手术患者大部分在排队的时候就见了上帝。现在让美国人牺牲保障水平和效率，为那些没有医保的人提供医保，他们怎么会答应？

此外，美国人不想搞全民医保还与一个理念有关。美国民众在骨子里对政府有一种不信任感，他们认为政府管的事越多，权力就越大，最终必然走向腐败、独裁，所以多数美国人信奉“小政府，大市场”的理念。不仅普通民众，就连政府高官甚至总统也持类似的观点，共和党总统里根有一句名言，“一旦政府扩大，自由就得缩小”。里根的经济顾问、诺贝尔经济学奖获得者弗里德曼甚至主张取消美国大多数内阁部门，比如商务部、教育部、能源部等。这种不信任感大概可以追溯到殖民地时代，1620 年，一群清教徒就是不堪忍受宗教迫害和政治高压而乘坐“五月花号”逃离欧洲来到美洲寻找世外桃源的，所以他们把自由看得比命还重要，他们可不想从一个火坑跳进另一个火坑。他们至今还保持持枪的传统，准备随时反抗暴政，尽管现在看起来有点可笑，但在当时这的确是他们真实的想法。

既然对政府不信任，民众当然不希望自己的健康由政府全权负责，因为他们不相信政府能做好这件事。相对于高效运转的私营公司，政府的工作效率的确让人不敢恭维。就拿美国车辆管理部门来说，该部门的职责简单明了，就是维护机动车注册数据以及持有人的基本信息，可人们到该部门办理业务经常要排长长的队，而且手续烦琐，民众怨声载道。人们不禁要问，连一个如此简单的工作都做不好，那么几亿人的健康工作政府能管理好吗？要知道后者比前者复杂 10 指数倍。一句话，美国人不愿意自己能花高价买来的医疗资源和服务用在那些没有医保的低收入者身上。

美国医学会——全民医保是把“双刃剑”

美国医学会成立于 1847 年，是最大的医生组织，几乎在每一次的医改大辩论中，我们都能看到该组织的身影。早在 1926 年在他们的全国年会上，该学会就通过决议，反对政府对医疗保险进行监督管理，反对政府在医疗市场中发挥更大的作用。那么美国医学会为何对政府这么有戒心呢？

原因很简单，就是怕，怕政府对医疗行业干预过多，怕政府强行压低医疗价格。美国医学会的担忧并非杞人忧天，政府一旦承担起民众看病的责任，和医院、医生的冲突几乎不可避免。原因如下，实行全民医保之后，医疗需求急剧放大，医疗费用会大幅度攀升，就如同 1965 年实施老年医保之后医疗费用在 5 年内增长 2 倍一样，这次也许会增长更多。而政府必须保持医保资金的收支平衡，否则全民医保就要破产，这样矛盾就来了。政府会采取哪些措施来限制医疗费用的飞速上涨呢？

首先，他们会制定医保报销目录，规定可以报销的药物、检查、手术费，医保资金越紧张，这个目录就会越小，如此一来，医生的选择就小多了，这是医生不愿意看到的。其次，政府会限制医院的扩张，包括减少医院的床位数，控制新设备的购入，限制医生数量的增长，等等。在这种情况下，出现脑出血的患者等上十几个小时才做上 CT，阑尾炎手术要等上几个月也就不奇怪了，而那些肿瘤手术很可能到死都排不上。在全民医保的国家，普遍存在这样的现象——要么手术不被批准，要么在等候手术。如此一来，很容易让医生惹上官司，本来就被官司搞得焦头烂额的医生，当然不愿意在医疗诉讼的泥潭中越陷越深。此外，政府还可以指责医院滥收费，进而要求医院出示详细的清单，详细到每一个注射器、每一包纱布，这会给医院造成沉重的工作负担。更为严重的是，政府很容易在如此详细的收费信息中挑出错误，这就为罚款提供了很好的借口。如果上述措施都不奏效，政府还有最后一招，减少支付，比如 100 万的账单只支付 90 万或者 80 万。

也许在医改法案还没有通过，政府需要最广泛的支持时，会承诺绝不会采取上述措施，不会干预医生的治疗，但时间长了谁又敢保证，看着不断攀升的医保赤字，政府总不会坐以待毙吧？况且政府的措施的确带有一定的合理性，面对患者对健康的无限追求，总得有人出来制约一下吧。当患者看病不需要掏钱的时候，我们甚至可以看到一些荒唐的手术，花费几十万美元给脑瘫患儿进行器官移植，但在一个动辄就要打官司，连微波炉的说明书上都要注明“活的动物不能放进去”的国家，医生敢对患者的手术要求说“不”吗？

一天傍晚，我做完手术准备回家，手术室的文员跑过来告诉我，韩国籍的申医生要做紧急心脏手术。患者叫乔，今年 1 月已经做了主动脉瓣置换术和搭桥手术，他是位“瘾君子”，由于吸毒很容易导致感染，这次发病就是因为吸毒导致上次手术更换的人工心脏瓣膜被感染，造成心内膜炎和主动脉瓣严重关闭不全、休克。如果要救他的命，必须马上到手术室把长有赘生物的主动脉瓣给换掉。但给一个休克的患者进行心脏手术，成功的概率近于零。家属非常积极，表示要不惜一切代价进行抢救，就是死也要死在手术台上，因为费用全部由保险公司来出。面对如此坚决的家属，医生还能说什么呢？

开始患者对升压药还有点反应，可后来再怎么加大升压药的剂量，血压也升不起来，很快患者的心脏停止了跳动。急诊科医生赶紧进行心脏按压、人工呼吸，他们边抢救边把患者往手术室推，医生跪在床上对患者进行心脏按压。来到手术室的时候，患者依然是没有呼吸，没有心跳，瞳孔都扩散了，我的助手看了一眼说还搞什么，这人已经死了。我无奈地摇摇头说，我们还是得干。把患者搬上手术床，监测器放置好，患者没有任何生命指征。申医生和另外一位心胸外科主治冲进来，指挥大家各就各位开始手术。

手术中我给患者输了大量血液和液体，可患者的血压始终无法维持。我在体外循环机、手术桌旁转，观察手术，没发现有出血的情况，似乎体外循环的血流循环的过程还可以。我问申医生，患者是否在出血？回答是否定的，同时他正忙着做换瓣手术，我只好避免打扰他，继续输血来做支持疗法。

等到瓣膜换好了，我们仍然无法纠正低血压和贫血，我再次告诉申医生，患者在出血，请帮忙找一下。他很认真地到处看，没发现明显的出血。我说，看看腹部，似乎比原先要胀一些，是不是腹部出血。他摸了摸，回答道应该不是吧。我说我看是急腹症。他反问我，你见过在全麻的情况下诊断急腹症的吗？说实在的，我根本不会诊断急腹症，不过这么多的血液倒进患者体内就消失了，总得有个原因吧。有文献说心脏按压会造成胸骨和肋骨骨折，进而造成胸腹器官的创伤，比如肝破裂、脾破裂。如果这个患者有肝脾破裂，在目前情况下，我们根本不可能再打开腹部来修补它，所以他希望我的诊断是错的。我们继续输血、输血浆，患者情况依旧没有好转。无奈之下，申医生在腹部开了个小口，腹部压力之高超过了他的想象，鲜血像喷泉一样喷出来，堵都堵不住。我们只好停止手术，宣布患者“正式”死亡。我的看法是，患者在手术前就已经死亡了。整个过程一共持续了 5 个小时，主动脉机械瓣膜价值 5000 美元，输血输液约 20000 毫升，加上其他费用，10 万美元就这么花掉了。

个人认为，这类劳民伤财的手术还是应该得到控制，否则多少美元砸进去都不够。这类手术做多了，必将影响那些治疗价值大的手术。但这又是一道难题，该由什么机构来决定哪些疾病该治、哪些疾病不该治？该机构相当于“死亡判决小组”，在美国这样一个崇尚个人权利的国家，又怎么会容忍自己或者亲人的命运由别人来决定？在美国有 3 万人处于永久的植物状态，140 万人长期卧床靠导管进食，社会该为这些人提供一个什么水平的医疗服务，才让我们的道德和钱包都不至于太受伤？对于这个问题，估计 1 亿人有 1 亿个答案。

保险公司——其实我也很冤

美国政府之所以不断推动医改，最重要的原因就是那些急需医疗保险的患者被保险公司拒之门外。下面的故事比较有代表性，也是全民医保推动者的有力武器。

莫妮卡出生于田纳西州一个中产阶级家庭。1994 年，她 21 岁时被诊断为系统性红斑狼疮，这是一种无法治愈而又可以在一定程度上控制、需要终生治疗的疾病。莫妮卡希望像正常人一样生活、工作。在大学里，她学习心理学，在书店打工，后来又到一个汽车修理厂工作。2001 年，莫妮卡病情恶化，其父母表示就算倾家荡产也要治疗她的疾病，遗憾的是没有一家商业保险公司愿意接受莫妮卡的申请，原因是她已经患有严重疾病，接受这样的申请会让公司亏损。

2005 年莫妮卡的病情再次恶化，医生要求她服用免疫抑制剂硫唑嘌呤，并要求她每 4~6 周进行一次 CT 扫描以及抽血化验，以判定她病情的进展。但一次 CT 费用是 2000 美元，一次抽血化验是 183 美元，专家诊疗费是 80 美元，4 年来莫妮卡只是断断续续地工作，她实在无力支付如此昂贵的医疗费。由于检查和治疗时断时续，2005 年 11 月，莫妮卡出现了多器官衰竭，被紧急送往医院抢救，医生为她做了几十次手术，每一次都下达了病危通知书，但每一次莫妮卡都挺过来了。每当她清醒时都会抓住父母的手，恳求道:“我不想死，救救我。”整个医院的人都被莫妮卡的顽强打动了，免费为她治疗，在花费了 90 万美元之后，莫妮卡还是没能逃脱厄运，于 2006 年 5 月去世。

莫妮卡的医生说她并非死于系统性红斑狼疮，而是死于失败的美国卫生保障体系。经济学家、诺贝尔奖获得者克鲁格曼指出，莫妮卡的悲剧在其他发达国家根本不可能发生，因为他们都有全民医疗保险，唯独美国没有。

医改之后，保险公司将不能再拒绝像莫妮卡这样的病重患者，奥巴马在演讲中多次痛斥保险公司的贪婪，废止商业医疗保险中普遍存在的歧视性规定是新医改的重要内容。

但保险公司也觉得自己很冤，他们认为强迫他们接受已经得病的人会造成投机行为，一些人在健康的时候不买保险，等得了病再去买，就如同司机在出了车祸后再去买保险一样，这实际上摧毁了保险公司得以生存的柱石——在灾难发生之前投保。

对于保险公司来说，这样的要求是合理的，但问题是面对生命，保险公司的规则能否为之让步？或者说，保险公司是否有义务为病重患者提供医疗保险？政府对于他们又该承担什么样的责任？

美国的医保体系

美国医保大致可以分为政府医保和商业医保。政府医保包括医疗照顾（Medicare）、医疗救济（Medicaid）、儿童医疗保险，以及为军人、退伍军人和他们的家属提供的医疗保险。商业保险是由数百家商业保险公司为民众提供的医疗保险，这是目前美国医疗保险的主体。

政府医保

医疗照顾（Medicare），这是约翰逊总统于 1965 年通过的医保法案，针对的是 65 岁以上的老人，是美国第一个也是最重要的政府医疗保险。该保险分为住院保险（Part A）、门诊保险（Part B）、优化保险（Part C）和处方药保险（Part D）。

住院保险，顾名思义就是你在住院期间享受的各种保险服务，这种保险不需要你申请，在你 65 岁生日的前 3 个月，你会收到政府部门寄来的住院保险卡，从你 65 岁生日的那个月的某一天开始享受这种服务。这个保险的资金来源是在你工作的时候，每年政府向你征收的联邦医疗保险税（占工资的 2.9%，其中个人 1.45%，雇主 1.45%），交纳的最低年限是 10 年。如果你以前没有交纳过这个税种，那你每月必须交纳一定的保险费才能享受这项保险，这个保险费的数额每年都会有所浮动，2010 年每月是 461 美元。门诊和住院保险都是自动获取，而且都有一定的自费比例，比如住院的第 1 至第 60 天，你需要自费 1100 美元，其余的政府出。对于门诊保险，每一年的门诊费用，你必须自己先出 155 美元，剩余部分自己出 20%，其余政府出。

医疗救济（Medicaid），该保险针对的是低收入人群，享受该服务的人不必每月都交纳保险费，看病时也不需要交纳任何费用，严格来说这不是保险，而是医疗救济，是政府对穷人应尽的义务。既然针对的是穷人，就要有一个衡量的标准，这个标准就是联邦政府制定的联邦贫困线标准，对于一个三口之家，2012 年的标准是收入不到 19090 美元。此外，还有 133% 贫困线标准，200% 贫困线标准，就是在 19090 的基础上乘以 133% 和 200%。这些标准是人们可以享受何种医疗救济的重要依据。

医疗救济并非由联邦政府管理，而是由各州政府管理，由联邦政府和州政府共同出资。联邦政府的出资比例是 50%~83%，具体多少要根据每个州的财政状况确定，原则是越富的州，联邦补助越少，反之就越多。这样的制度设计可以很好地激发各州对该项目的热情，以最富的州按 50% 的补助比例，州政府每出 1 美元就可以从联邦政府获得 1 美元。相信每个州都愿意从联邦政府多拿钱，联邦政府倒也乐见其成，毕竟解决好穷人的看病问题对于社会的稳定是很有好处的。

医疗救济的覆盖人群有逐年上升的趋势，2004 年为 4300 万人，2008 年为 4900 万人。2008 年联邦政府在该项目上的支出是 2040 亿美元，州政府此项支出占其财政总支出的 16%，这是仅次于教育支出的第二大支出。

儿童医疗保险和军人保险

儿童医疗保险是由各州政府管理，资金来源是香烟税，政府从每盒香烟中征税 67 美分。入选的标准各州不尽相同，但多数州规定家庭年收入低于 200% 贫困线的 19 岁以下的儿童可以享受这种保险。2008 年有 740 万儿童享受了这项保险。

美国国防部为现役军人、退伍军人及他们的家属提供医疗服务。退伍军人事务部为退伍军人提供医疗服务。

商业医保

在美国，政府医保的发展步履艰难，每前进一步都要经过各种政治势力的反复斗争，而商业医疗保险则几乎没有限制，得到了蓬勃发展，一些商业医疗保险公司甚至富可敌国。

“蓝十字蓝盾”诞生于美国20世纪30年代大萧条时期。蓝十字医保计划于1929年在得克萨斯州达拉斯市创立，当地学校的教师们每月向贝勒医院支付50美分的保费，从而获得多达21天的医院护理服务。同一时期，美国西北部太平洋沿岸地区的伐木和采矿工人开始向当地医生支付小额月费以获得医疗服务，由此产生了蓝盾医保计划。蓝十字蓝盾医保组织历经78年，逐渐成为美国第一大商业医疗保险公司。

蓝十字蓝盾的业务范围遍及美国的绝大部分城市、社区和偏远的农村，为受保人创造了一个巨大的就医网络。这个网络包含了全美90%以上的医院和80%以上的注册医师，这令其他保险公司望尘莫及。

如此大的规模，也让政府对它刮目相看。在20世纪60年代中期，老人保险和医疗救助的法案通过之后，蓝十字蓝盾被政府指定为这两个项目的承办人。时至今日，蓝十字蓝盾仍然在政府医疗保障项目中发挥着重要作用。蓝十字蓝盾地区医保公司作为该项目最大的保险理赔机构，每年代表联邦政府处理近9亿笔医疗保险赔付，总金额约3000亿美元。另外，约500万联邦政府公务员购买了蓝十字蓝盾的医疗保险。

商业医疗保险在美国的医保体系中处于主导地位，政府医保则发挥着补充作用。为什么这么说呢？从上面的介绍不难看出，政府医保的对象基本都是老人、穷人、伤残、儿童这样的弱势群体，这些人自然不是商业保险公司的理想客户。

这些弱势群体之外的人，即主流群体购买医疗保险时都会选择商业保险公司，包括公务员。联邦政府工作人员的医疗保险称为联邦雇员医疗保险项目，由美国人力资源管理办公室负责管理。该项目创立于 1960 年，目前约有 800 万公务员及家属加入了该项目。每年美国人力资源管理办公室都会与商业保险公司进行谈判签约，然后公务员从这些政府签约的保险公司中选择适合自己的保险公司投保。通常联邦政府支付保费的 75%，雇员支付 25%。

企业的情况和公务员差不多，一般来说雇主支付保费的大部分，多数企业的支付比例是 85%。不仅如此，雇主还为员工的家属购买医疗保险，一般员工都会选择以家庭为单位购买保险。2008 年，单身员工的保费是 4704 美元，家庭的保费是 12680 美元。这对企业来说是一笔不小的开支，企业之所以如此慷慨，一个重要原因是这笔购买保险的钱可以抵税，另外一个原因是当别的公司提供医疗保险时，你不提供医疗保险就难以招到你想要的雇员。

尽管如此，还是有不少企业不为员工购买医疗保险，规模小的企业，技术含量低的企业，这种情况会比较突出。员工人数在 10 人以下，成立时间在 20 年以上的，有 43% 的企业为员工提供医疗保险。成立时间在 5 年以内的，仅有 24% 的企业为员工购买保险。

商业保险公司竞争非常激烈，为了能在竞争中生存下来，保险公司使出浑身解数，以降低医疗费用。下面是他们通行的做法。

加强预防医疗。预防胜于治疗，美国政府提供免费预防医疗服务，大大减少了民众得病的机会，减少了治疗的费用。美国的医疗界利用媒体对人民做广泛的宣传教育工作，例如防治高血压和糖尿病的宣传工作，使美国人重视减肥，增加运动，控制血压和血糖，减少了心脏病的发病率。

减少看病的次数。有的保险公司和医生签合同，每年保险公司付给医生若干美元，而医生则负责若干患者的全年医疗服务。如果医生能把患者治疗得好，并发症少，患者来看病的次数就会减少，医生的收入稳定而工作轻松。有的保险公司要求患者看了家庭医生后才能转诊看专科医生，借以减少专科医生的看病次数。不过这一招的效果不大，一般患者想看专科医生，家庭医生是很少拒绝写转诊单的。现在很多保险公司都放弃了这种做法。

减少住院时间。对住院的患者，美国的保险公司是按照患者的疾病诊断来付费的。例如患者是肺炎住院，保险公司会付住院费若干元。如果医院用价廉效佳的抗生素和正确的临床处理，患者住院两天后症状消失出院，医院可能有盈余。如果医院处理得不好，患者住院一个月才出院，医院可能亏本倒贴。这就鼓励了医院用最低的消费提供最好的服务。至于做手术，超过 60% 的手术都是患者当天住院、当天出院，这类手术包括腹股沟疝气修补术、腹腔镜术、许多骨科的关节手术，等等。即使是心脏冠状动脉搭桥手术，许多患者术前到医生诊所完成术前检查，手术当天到医院，如无并发症，术后四五天就可以出院。2004 年克林顿做搭桥手术，术后第 4 天保险公司根据医生的报告——病情稳定，立即停止支付账单，让他出院。

增加自费额。以前患者看病不付任何费用，有的人滥用这种福利，咳嗽一声就看医生，头痛就要做 CT，取药后服用几粒就把药丢在一边不要了。现在许多患者看病，取药都要付自费额。看各科专家的自费额比一般医生高，借此抑制患者看这类专家的次数；药物方面，新药要比旧药贵得多，服用新药的患者要付的自费额也多。以我个人的医疗保险为例，我看家庭医生的自费额是 20 美元，专家是 30 美元。每种旧药的自费额是 7 美元，而每种新药的自费额是 25~50 美元。患者看病之前，因为要考虑自己的费用，所以减少了滥用医疗福利的行为。

奥巴马的医改

奥巴马把他的“全民医保计划”作为他竞选的最大筹码，承诺一旦当选将全力推动该计划。他指出近 6 年来，医疗费用上涨了 90%，是工资增长速度的 4 倍。人们为了购买医疗保险不得不缩衣节食，尽管如此每年仍有100万人在失去医保，越来越多的小企业主无力继续为员工购买医疗保险，甚至通用、福特等大公司也被昂贵的医疗保险费拖到破产的边缘。若再不采取措施，美国企业将在国际竞争中失去优势。

美国医疗系统到底有哪些弊端以至于到了非改不可的地步？简单说就两点，一是昂贵，2009年美国在医疗保健上花费了2.5万亿美元，占GDP的17.3%，是国防开支的4倍，人均达8047美元，昂贵的医疗费用使美国背上了沉重的债务负担。二是有4700万人，约占总人口的15%的人没有医保。奥巴马改革的目标也是两个，一是让人人拥有医保，二是降低医疗费用。

这两个目标很伟大，在降低医疗费用的情况下，还能实现全面医保，这简直是天方夜谭。很多人开始担心医疗服务的质量和效率要打折扣了，奥巴马立即给人们吃了定心丸，提出了医改“三原则”：一是必须遏制不断攀升的医疗费用，二是美国人必须能够自由选择医生和医疗保险方案，三是医疗服务质量不降低。

毫无疑问，这是一个充满诱惑力的医改蓝图，美国民众决定给奥巴马机会，看他到底能否实现他的诺言。2008年赢得选举后，奥巴马立即紧锣密鼓地开始制定他的医改法案。最困难的工作还是如何争取到足够的支持，让法案在参众两院获得通过。奥巴马的团队使出了浑身解数与各种反对势力进行了无数的谈判、妥协，终于在2009年11月7日，联邦众议院以220票对215票的微弱优势通过了《美国人民能承受的医疗卫生法案》，尘封了一个世纪的全民医保之门在缓慢打开。

据测算，为了实现全民医保的目标，在未来 10 年里要追加 9380 亿美元的资金，奥巴马打算如何筹措这笔巨款呢？说来也简单，就是开源节流。

首先奥巴马要求年收入 20 万美元以上的人交纳的联邦医疗保险费中的住院保险费上涨 0.9%，对于他们工资外的其他收入如股票、房产也要额外征收 3.8% 的税收，这笔钱大约是 2102 亿美元。其次奥巴马要求商业医疗保险公司交纳 600 亿美元的年费，雇主交纳 320 亿美元的消费税（针对为员工购买豪华医疗保险的雇主），医药公司的年费为 270 亿美元，其他收入为 600 亿美元。

所有这些钱加起来与 9380 亿美元的目标仍有不小的差距，奥巴马的第二招就是节流。2009 年，政府的医疗补助和医疗救济共花费 6760 亿美元，占财政总预算的 19%。奥巴马要求这两项政府医保提高效率，减少不合理的开支，从而达到降低总支出的目的。此外，医药公司也是节流的重点，奥巴马要求他们把药品的回扣率从 15.1% 提高到 23.1%，刚刚被收了巨额年费，现在又要提高回扣率，难怪医药公司那么激烈地反对医改。

改变付费方式是奥巴马医改的另一举措。奥巴马准备实行的付费方式称为“捆绑式付费制度”，它又分为两种方式，一是按病种付费，二是团体综合付费。前者很好理解，医院和保险公司每年敲定好每一种疾病的价格，比如阑尾炎 1 万美元，不管患者实际花多少，保险公司就支付那么多，花多了医院亏，花少了医院赚，其实这种方式已经在广泛实施了。团体综合付费是指一个团体在一定时期内付给医院一笔钱，医院负责这一团体的健康。这和中国的职工医院有点类似，在计划经济时代，中国的大企业都有自己的职工医院，企业每年给医院拨款，医院免费为职工看病。这样的付费方式固然可以达到降低医疗费的目的，但同时它也很容易降低服务质量，因为医院给患者用的药越贵、材料越好，它亏得就越多。

此外，降低医疗费用的措施还有：①联邦政府协助支付重大疾病的费用，以降低人们的医保费用，因为20%的重大疾病如肿瘤、心脏病占用了80%的卫生费用，保险公司将这些费用分担给了一般客户从而拉高了医保费用。②加强预防疾病的投入。③充分利用信息技术，推行电子病历，提高服务效率。

全民医保前途未卜

美国人的百年全民医保梦终于在奥巴马任上实现了，按理说美国人应该把他推上神坛顶礼膜拜，但情况恰恰相反，批评的声音一浪高过一浪。盖普洛民调显示，52%的人不赞成奥巴马的医改法案、44%的人支持。调查发现受访者基本以党派划线，近90%的共和党人反对医改法案、75%的民主党人支持。

全民医保这样的大好事，反对的声音为何如此强烈呢？原因大致如下。

第一，劫富济贫。自 2013 年 10 月，各州不断传出中产阶级保费意外地走高的消息。另外，低收入家庭因获得补助，保费降低。两相比较，正好得出医改法案其实就是“劫富济贫”的结论。

在旧金山一对 60 岁夫妇的保费，从现在的 7200 美元增至 15000 美元。硅谷一名 57 岁退休教师的一年保费也增加 1800 美元。另一工程师的 4 口之家，一年保费要增加 1 万美元。

对于这种“劫富济贫”的做法，中产阶级颇有微词。64 岁的退休信息科技公司老板葛利芬说：“我们被迫购买不可能用到、对我们也毫无利益的保险，我们基本上是被迫把原有的福利让给原来买不起保险的人。”葛利芬夫妇身体都很健康，医疗开支通常很少，不可能用到新保险一年接近 13000 美元的自付额，因此他们考虑干脆放弃投保，宁可支付联邦罚款，一年大约 100 美元。

令人担忧的是这股退出医保的风潮有越演越烈的趋势。据统计，在 30 岁以下的员工里，有 1/3 的人拒绝参保，因为他们身体很健康，偶尔得病花的钱也比交医保要便宜。这种年轻人不参保的情况在奥巴马医改之前就存在，但现在年龄大的人，甚至接近 60 岁的人也加入了退保大军。这让奥巴马感到尴尬，全民医保本意是帮助那 15% 没有医保的人获得医保，但他们很大一部分用实际行动反对这种“恩赐”。

第二，保险公司为省钱，顶尖医院被排除。奥巴马在推销他的医改法案时反复强调“如果你喜欢你现有的医保，你可以继续保留”。但随着医改法案的逐步推行，民众却意外地发现他们喜欢的医院、医生却无法保留，保险公司将他们除名了，例如西达·西奈医疗中心、史隆·凯特林癌症研究中心、休斯敦的安德森癌症治疗中心等。

福克斯新闻网报道，患者到这类医院看病受限制，是政府努力降低医疗费用的副产品，保险公司尽可能避开花费昂贵的医疗设施。这种做法未必表示患者不能到这类医院看病。在某些情况下，患者可以“网外就医”，选择这些医院，但他们必须花费更多。

白宫前高级顾问、医改设计人艾曼纽说：“医改法案是根据降低医疗成本原则设计的，虽然总统一再强调民众可保有现在的医生和医院，他的话并没有误导民众，因为总统从未表示民众可无限制地选择医生。”

对于艾曼纽的诡辩，美国民众一笑了之，他们早已习以为常，因为对于政客的话，最多只能相信 50%。

第三，医生纷纷退出。纽约医学会的一项新调查显示，纽约许多医生把医改法案看作瘟疫，不愿加入。《纽约邮报》报道，44% 的医生表示他们不会参加奥巴马的医改计划，另有 33% 的医生不置可否。在 409 位受访医生中，仅 23% 表示愿意加入。

纽约州医学会有 29000 名成员，其主席安特瑞查说：“由于医改设计失当，许多医生害怕参与，造成很大的阻力，他们不知道替患者看病后怎样拿到诊费。”

一位医生在电邮中写道：“医改法案马上开始，但谁为那些新患者诊治？我不会。在医改前好几年，我收到的钱已开始锐减，现在不能‘雪上加霜’了。”

另一位医生说:“如果这个灾难实施，我打算退休。这是一场火车出轨的大灾难。”

第三位医生说:“我不会参加新健保计划，我完全反对这项新法。”

也有一位医生对此万分反感，公开声明看病只收现金。这位医生说:“我看一位老人医保（Meidacre）的患者要花 15 分钟，得到的诊金只有 58 美元，为了收支平衡，我一天要看至少 30 名患者。而且这样的付费10年没有增长了，奥巴马现在还要降低诊金。现在是该对老人医保说‘不’了。”

在美国民众准备加入新健保法之际，拒绝接受老人医保新患者的医生却在逐渐增加。2012 年有 9539 名医生退出老人医保，远高于 2009 年的 3700 人。美国家庭医生学会的调查显示，接受老人医保新患者的家庭医生，从 2010 年的 83% 降到 2013 年的 81%。只接受现金的家庭医生，从 2010 年的 3% 增到 2013 年的 4%。

一些专家把逐渐增多的医生退出老人医保，归因于该保险的付费跟不上通货膨胀的步调，而且可能会降低费用。根据 1997 年国会通过的预算公式，老人医保的付费在 2014 年可能砍掉 25%。到时候退保的医生估计会急剧增加。

一边是患者在退保，一边是医生在退保，奥巴马的全民医保只能是一厢情愿了。除了上面的原因，还有一些情况是医改设计者始料未及的。奥巴马医改的一项重要举措是扩大穷人医保（Medicaid）的覆盖范围，实现全民医保的终极目标。但属于扩大范围之列的低收入无保族，有 2/3 还是无法得到保险，因为他们的州不打算扩大穷人医保。

医改有意协助的 2500 万 ~3000 万无保族，约有一半将借着扩大由联邦与州共同出资的穷人医保纳入保险。但是联邦最高法院 2015 年夏天裁定各州可以选择不扩大穷人医保，许多共和党州议员更坚决地抵制奥巴马的医改。

新法规定扩大计划最初 3 年增加的经费全部由联邦政府提供，其后联邦政府负担的比率逐渐减至 90%。尽管如此，仍有 18 个州拒绝扩大穷人医保，有 9 个州尚未决定。有资格新加入穷人医保的 1500 万成年人，有 970 万人住在这 27 个州。

穷人医保已为超过 6000 万人提供保险，包括许多住在疗养院的老年人、严重残障者及贫困妇女儿童。

共和党州议员反对扩大穷人医保的原因是许多人认为这项计划已有太多问题，现在不是增加问题的时候。另外一些人认为购买医保是个人责任，不是政府的义务。同情心是需要的，但不能泛滥。有 1/5 的穷人本就有资格申请穷人医保，但他们没有申请，为何？他们不愿意去填烦琐的表格。有了病直接去急诊室更方便，因为法律规定急诊室不得拒收没有钱的患者。

这就是奥巴马医改目前的处境，有点尴尬，拆台的人不少。美国人不会把支持全民医保的人称为好人，更不会把反对全民医保的人称为坏人。美国就是这样，不管干什么事，唱对台戏的人都很多。正因为对台戏的存在，才迫使唱戏的人不断提高水平，精益求精，这样才能争取尽可能多的观众。

第五章

美国的医疗诉讼

急诊科医生经历的一场医疗诉讼

弗林是美国医学院毕业生，完成了急诊室医生规范性培训，有美国急诊医生专科文凭，医疗诉讼发生时，她当主治医生也有10多年了，是一位既有经验又很有临床感觉的医生。

患者道格拉斯约70岁，有高血压病史，曾做过心脏瓣膜置换术，需长期服用华法林来做抗凝治疗，此药的主要副作用就是可能导致出血，特别是脑出血，但不用不行，否则会导致脑血栓。他按照医生的吩咐，按时做抗凝治疗的随访，来保证抗凝效果和避免并发症。一天早上他摔了一跤，当时没有什么不适，自己爬了起来。他本不想去医院，在家人的催促下才来到急诊室，时间是中午12点。

在急诊室里，弗林为患者做了检查，道格拉斯脸上有轻度皮肤擦伤，神志清醒，没有任何神经系统症状。由于道格拉斯正在服用抗凝药，弗林下了医嘱，让他接受头部CT检查以排除脑出血的可能性。

下午1时，CT结果显示患者有少量颅内出血，弗林叫神经外科医生会诊，并抽血检查患者的凝血功能。神经外科医生认为目前没有手术指征。这段时间内患者仍然清醒，还在家人的陪同下自行去解手，护士把患者的行动记载到病历上。1个小时后，血检验结果显示凝血功能严重障碍，弗林马上给患者用了维生素K，并下医嘱向血库要新鲜血浆，这时接近下午3时。在等待血浆的过程中，患者病情急剧变化，逐渐陷入昏迷，弗林采取了气管插管、输血浆、降脑压等措施。神经外科医生认为凝血功能不正常，不建议手术。约4时，患者瞳孔不等大，提示脑疝形成，弗林做了对症治疗。第二天患者正式被诊断为脑死亡。

患者家属一直在病床边，病情的恶化就发生在眼前。家属无法接受如此残忍的结局，在律师的鼓动下，他们把弗林告上法庭。

弗林做了所有该做的检查，所以这个医疗诉讼的关键不在于误诊，而是在于检查治疗的时间。医院用了1个小时才出CT结果，查凝血功能花了2个小时，而血浆在3个小时内还没输上。原告认为，如果道格拉斯一进医院就马上接受CT检查，马上做凝血功能检查，马上交叉配血，马上输血浆，可能就不会死于脑出血。相信这是急诊科医生经常碰到的指责——花这么长时间算什么急诊；让濒死的患者这么等；为什么不多配置几个医生，等等。但有限的医疗资源与患者的需求总会发生矛盾。来自加拿大的医生告诉我，他的爷爷中风，由于耽搁了，症状出现很久后他才来到加拿大的急诊室。加拿大严格控制医疗费用，医院里的先进仪器不多，他爷爷躺在急诊室走廊的临时担架床等候检查，第二天还没能等到CT检查，结果他爷爷去世了。我问，你们可不可以告医院延误治疗？他回答说，告也无用，由于是全民免费医疗，每个人都在有限的医疗资源条件下接受医治。国家根本没钱购买足够多的仪器让每个患者接受“第一时间”的医疗照顾，这是国家政策，如果民众认为这是错的，可以要求增加税收来获得更好的医疗条件。可是一提起加税，人们马上摇头，他们宁愿接受需要“等待”的医治，这是大多数人的选择，你能告谁呢？

美国的情况好一些，但也不可能给每个患者提供“第一时间”的服务。在美国，紧急有三个层次，“stat”是最紧急的，一进急诊室医务人员马上开始做救援工作，例如心脏停搏、严重外伤等都需分秒必争，有时外伤患者可以绕过急诊室直接进手术室，所有检查都为这些患者开放绿色通道；“emergent”是紧急，例如患者呼吸困难，医生护士马上给患者安放监测仪，询问病史、吸氧、抽血和开放静脉通道同时进行；最后是“urgent”，例如阑尾炎，检查治疗按部就班即可。美国急诊室的患者 90% 不属于急诊，如果一进急诊室，都要求“马上”得到救治，有多少医生都不够用。所以，这样的分类对于医院高效而又稳定地运转是必需的，尽管有时候会受到患者的责难，但只要按照规矩来，法律还是会保护医生的。

打官司费时费钱，有时候律师费比赔偿费还要多，所以保险公司建议弗林和患者家属庭外和解，多少赔点算了。弗林拒绝了保险公司的建议，她认为自己都是根据操作指南做的，没有错，这不仅仅是钱的事，还关乎个人尊严。一场持续数年的医疗诉讼就此拉开帷幕。

事前保险公司的律师和弗林数次会面，准备上庭的做证工作。一般来讲，在法庭上，律师会问证人问题，证人们使用 yes 或 no 来回答，一不小心，证人会陷入律师设计的圈套。举个例子，在法庭上，控方律师可能会问弗林：“既然你想排除道格拉斯有脑出血，他马上接受CT检查是否更好些呢？”如果你的回答是“yes”，相当于承认医院拖了1个多小时做CT是错的。她的律师建议采用如下回答方式：“我很难用yes或no来回答你的问题，让我来解释为什么。”对于法庭上的一些细节，律师也有严格的要求，比如保持两脚在地板上，不要盘腿，不要交叉手臂，不要神气活现，不要消沉萎靡，回答干脆利落而令人信服，不要犹豫不决超过3秒钟才开口说话，眼睛直视陪审团，不要失去冷静。达到以上要求后应该放松，做回你自己。弗林的律师做庭前准备的同时，原告律师也与原告会面，练习如何应付律师的提问，如何选择时机大哭一场来赢得陪审团的同情等。

控方请了一位急诊室的专科医生来作证，除了弗林，另一被告，也就是保险公司，也请了2位不同的专科医生出庭。

弗林说患者到医院时没有神经系统的症状，不属于紧急情况，等候是合理的。控方医生说他所工作过的急诊室内，患者应该在30分钟之内接受CT检查。辩方医生反驳控方医生，他拿出资料证明，急诊室内非紧急患者等待一个多小时才做CT是正常的做法。由于辩方医生的资料充分而翔实，他的意见被陪审团采纳。

在法庭上作证是在誓词下发言，证人宣誓在法庭上讲真话，所以医生引用的文献要有出处，资料要有原始材料做支撑，辩方医生用的是自己医院的资料，而他的医院是有一定规模的，在该地区知名度很高，可供对方律师或医生查核。

控方再次挑战：“既然医生怀疑道格拉斯有脑出血，他一入院医生把血浆准备好不就可以救他一命了吗？”被告医生说：“你大概知道我们国家血液不足，血浆解冻后如果不用的话在一定时间段内就得丢掉。如果我们刚把血浆丢掉，而你这位大律师因车祸受伤来到医院需要输血浆，你叫我们拿什么来救你？如果我们只是因为怀疑患者需要血浆就解冻血浆，这样做会造成大量浪费，使真正需要血液的患者无法得到妥善的治疗，这在医学和医疗伦理方面都是不可接受的。”

血液制品在任何一个国家都是稀缺品，为了能物尽其用，医生只有在患者确实需要输血时，才能开出输血申请单。如果医生仅怀疑患者需要用血，就把血取来放在患者床边备用，这固然可以为患者赢得时间，但浪费掉的血液是惊人的。无论哪个国家都承受不起。所以在输血浆的问题上，弗林并没有错误。

弗林告诉我，她做了所有应做的检查，原告控诉医生花费的时间太长。保险公司请了一位血液科专家作证，由于患者的凝血功能严重障碍，医生需要 24 小时才能纠正，而患者到达急诊室约 4 个小时后已经脑疝，即使弗林能够提早 1~2 小时治疗，患者仍会死于脑出血。陪审团最后做出了有利于弗林的判决。

没有完美的治疗，只有相对好的治疗。虽然大样本的研究证明，接受这种心脏手术的患者活得更久、更好，但这种手术并不适合每一个患者，而且总有患者会出现各种意外。

弗林说法庭如战场，坐在那里看着律师、医生和家属表演，就像看好莱坞电影一样。她认为自己的团队更聪明，看起来更诚实，值得信任。患者家属作证时的痛哭是原告律师手中的王牌，希望能博得陪审团的同情，但看得出来家属们是事先练习过的。任何人在法庭上无法控制地哭闹都会被法官和陪审团认为精神状态不稳，证言也会失去可靠性。哭闹者会被法警赶出法庭，甚至以藐视法庭罪遭到逮捕。

在美国，医生经常因各种原因被告上法庭，平均每位医生的职业生涯中有 4~5 次当被告。总体来讲，这种诉讼原告赢的机会不大，但对大多数医生来讲，医疗诉讼是烦恼、丢脸和令人忧郁的。诉讼前后医生都不愿谈及。弗林性格开朗，她主动向我谈起这事，并写电子邮件给医生朋友，和大家分享打官司的经验。

弗林虽然赢了，但赢得也很辛苦。当弗林刚收到律师信的时候，心情很沉重。信中认定弗林应该为道格拉斯的去世负责任，并赔偿道格拉斯家属数百万美元，如果她的误医保险不够偿付，道格拉斯家人将要求弗林用私人财产赔偿。因此弗林精神压力巨大，寝不安席，食不甘味。开庭前她反复阅读病历，熟悉整个事件中每 1 分每 1 秒发生的事，想象控方律师可能的责难，思索自己该如何应答。

弗林的保险公司代价也不小，为了避免或减少赔偿，保险公司得安排律师负责本案的工作。他们还花钱请了两位医生证人，在法庭上证人告诉所有人他们的收费为每小时 400 美元，他们阅读病例、查文献和上堂作证的时间都要计时，估计每人数千美元。这个官司拖了数年，律师分别与弗林和其他作证医生多次会面，力求获得详细准确的资料，还查阅了医学教科书和文献。这些费用可能比庭外和解多得多，这就是保险公司更愿意庭外和解的原因。

陪审团

36 岁的百老汇歌剧院作曲家因胸口疼到医院检查，可心电图和胸片显示正常，患者症状减轻后，医生让他回家，可没想到的是，第二天患者突然在家中逝世。尸解的结果是患者患有主动脉夹层动脉瘤，死于主动脉破裂造成的大出血。翌日报纸头版头条刊登新闻，医生简直成了杀人凶手，被千夫所指。后来患者的父母把医生和医院告上法庭，我不清楚这个审判过程。不过主动脉夹层瘤的诊断要靠增强 CT，如果每个胸痛的患者都得接受这些诊断技术来避免误诊的话，美国人是根本无法承受该医疗费用的。最后陪审团的裁决是，由于这种病例太罕见，患者的症状和体征不明显，误诊几乎不可避免，医生无责。

在美国，裁定有罪或无罪是陪审团的事，而具体量刑是法官的事。陪审团权力巨大，大到能决定一个人的生死，而充当陪审团的都是普通民众，他们没有法律背景，一般也不具备诉讼涉及的专业知识，他们是法庭随机挑选，然后由律师来取舍的一群人。陪审团的职业五花八门，甚至肤色各异，文化程度更是差别巨大。美国最强大的职业莫过于律师业了，这群势力巨大的人为什么肯接受一群“外行人”来做“法官之上的法官”呢？即使赞同陪审团制度的人，也从来不认为它是一个完美的制度，只是找不到一个比它更好的制度罢了。因为所有的“法治”都有“人治”的困惑——立案、审理、判决都是由“人”来完成的。如果这些人太固定，就容易被人操控，而随机产生的陪审团就大大减少了被操控的机会。一个知识有欠缺的人比一个腐败的人更可靠。这些人固然缺乏专业知识，但陪审团制度认为，如果一切都清清楚楚、一目了然，常人的智力就足以判断是非。

相信中国的医生朋友担忧——这些陪审团绝大部分不是医生，他们是否会同情患者呢？正如很多中国的患者认为医疗鉴定由医学专家做出，难免“官官相护”而对医生产生不信任一样。就这一问题我问过美国同行，他反问我陪审团偏袒患者对于他们自己、对于美国民众有什么好处吗？一个不公正的判决伤害的肯定是大多数人的利益。就如上述案件而言，如果法庭判医生败诉，医生以后肯定会给胸痛的患者行增强 CT 检查，这无疑会大大加重普通民众的负担。在法庭上，医患双方自然是你来我往，唇枪舌剑，但这并不是什么敌我矛盾，在更多的时候，医患双方是需要合作的，甚至可以说是一荣俱荣、一损俱损。如果一个判决让医生活在法律诉讼的恐惧中，对患者来说也不是什么好事。

医疗责任险

这是一篇来自《纽约时报》的报道。

2002年6月，拉斯维加斯妇产科医生谢尔比·威尔伯恩告诉诊所的患者，“这个月底我将关闭诊所，你们应该寻找另一位产科医生”。

在拉斯维加斯行医的12年中，谢尔比·威尔伯恩共诊治过8000名患者，每年接生200名新生儿。尽管从来没有被告过，但他的医疗责任险费还是从56000美元上涨到108000美元。而他照顾孕妇产前后数月的诊金20年不变，维持在1200美元。长期不变的收入，节节高升的保险费用，让他终于坚持不下去了。他联系了缅因州的医院，他们的保险费只要9800美元，他马上和缅因州的医院签了合同。

根据拉斯维加斯妇产科学会的统计，80%的产科医生逐步离开产科，因为他们付不起每年超过10万美元的医疗责任险费，而且这个费用还在逐年递增。

私人诊所开不下去了，医院的情况也好不到哪儿去。2008年纽约市的长岛医院产科由于医疗责任险费太高而被迫关闭。2007年医院欠债1.7亿美元，其中产科每年亏空1100万美元，占医院总亏空的33%。产科的医疗责任险费每年880万美元，占医院医疗责任险费的40%。纽约妇产学会主任委员多纳·蒙塔托说：“我对医院关闭产科服务从不感到惊讶，这表明了产科危机的程度。”

尽管医疗责任险费已经十分高昂，但保险公司纷纷表示压力很大，因为法院判决的赔偿越来越高。2011年2月10日，保险公司写信告诉纽约布朗士区一家医院的产科医生，保险公司将不再提供医疗责任险，这可能导致产科服务的中断。目前，这个医院产科医生的医疗责任险费为 17 万美元，保额 130 万美元。保险公司给出的理由是，该医院医生的行医方式和医疗环境导致医疗诉讼将高于正常，给他们提供保险将增加其他医生的负担。

保险公司所说的医疗环境是指大部分患者是贫困的高风险孕妇，包括少女怀孕，还有患有糖尿病和高血压的孕妇。毫无疑问，这些风险高的患者容易出现并发症，这可能带来医疗诉讼。高危孕妇的医疗费用并不比普通孕妇高，医院和保险公司所面临的困境就不难理解了。

纽约医院协会总裁肯尼斯指出："这是一个现代公共健康危机，我们可能因为一封取消信（取消医疗责任险）而关闭一个诊所、科室乃至一个医院，但很多人对这一荒谬的现象熟视无睹、听之任之，这是文明社会的悲剧。"

从文章中我们也可以看到医疗责任险对医生的价值——没有保险，就不敢行医。这要拜法官所赐，一个医疗官司，赔偿几百万，甚至上千万并不少见。据统计，导致患者死亡的平均赔偿为 75 万美元，最高为 150 万美元；脑损伤平均赔偿 450 万美元，最高为 1200 万美元；瘫痪平均赔偿 250 万美元，最高 685 万美元。据纽约州《法律杂志》统计，2001 年纽约州判决的十大赔偿中 6 项是医疗诉讼，其中最高的 2 例分别是外科医生处理喉头水肿不当造成脑损害赔偿 1.448 亿美元，医院未能及时处理分娩并发症导致产妇死亡赔偿1.078亿美元。如果没有保险，一个医生要不吃不喝多少年才能还上这笔巨债呢？就是那些财大气粗的保险公司也不堪忍受高额的赔偿，要么提高保费，要么退出医疗保险行业。巨额赔偿使律师和患者打官司的热情高涨，医生和医院则苦不堪言。

2010年，美国医学协会通过对5825名医生的调查发现，2007年和2008年，每100位医生中，有95件医疗索赔案件，几乎每人一件。这些医疗索赔案件中，大约2/3的案件在审判前就放弃或驳回了。即使如此，诉讼的平均费用也达2.2万美元，到了法庭的案件中，90%的案件以医生胜诉告终，但是诉讼的辩护费用为10万美元。美国医学协会的前主任指出，尽管大部分诉讼的结局对医生有利，我们都明白对毫无价值的医疗诉讼的恐惧对医生有下述影响——医生行医的方式、退休时间、如何通过浪费医疗资源进行防御性行医等。特别是为避免误诊，医生尽可能开动各种仪器为患者做检查，现在美国人均年医疗费用超过5000美元，已成为政府无法承受的经济负担。

医疗责任险就是医生每年向保险公司交上一笔“保护费”，出了事从打官司到赔偿，一切均由保险公司搞定。

保险费根据各专业的风险而定，产科医生最高，每年约10万美元，因为如果在接生过程中，胎儿发生缺氧而造成大脑损伤，孩子一生的医疗和照顾费用可达数百万甚至上千万美元。内科和病理的风险比较低，每年1万美元，神经外科风险和产科一样高，也是10万美元，普外科是6万美元。以前麻醉师的医疗责任险费很贵，随着监测仪的发展，麻醉师能及时发现问题和处理，意外大大减少，保险费也就逐渐降低。医疗责任险和汽车保险费有些相似，你的保费和你过去一年的赔偿挂钩——官司多、赔偿多，保费自然就高。有人说，保费制度能淘汰低水平的医生，因为这些医生官司多，保费也越来越高，而患者日益减少，时间一长，肯定干不下去。水平高的医生，正好相反，收入高而保险费低。

医疗责任险的好处是能把医生从烦琐的医疗诉讼中解放出来，医生可以专注于自己的业务。当医疗意外发生时，医院对患者、家属的问题会尽量用专业化的态度来回答。一旦纠纷成为诉讼，基本上就是律师之间的缠斗。医生、医院不会直接与患者、家属打交道，以免言词出错让对方抓住“小辫子”。当然，很多医疗诉讼可能就因为一件小事而起，有的拖几年、10 多年，弄得医患双方筋疲力尽，不过律师乐此不疲，因为收入丰厚。医疗官司最大的获益方就是律师。当出现医疗纠纷时，律师会仔细分析，如果患者赢面大，他们就会和患者方签好协定，分配好官司所得的赔偿。赢面不大的官司，律师会直接拒绝，没人愿意做赔本的买卖。

可悲的是，尽管法官为医疗诉讼开出了巨额支票，但真正落到患者口袋里的并不多。每 1 美元的医疗过失保险费中只有 40 美分给了患者，余下的钱成了保险人的管理费、诉讼费用和律师费。另外，法官的自由裁量权过大，导致医疗赔偿越来越无章可循。许多值得索赔的原告得不到 1 分钱，而有些人却得到了与损伤程度很不成比例的裁定赔偿金，而且同类的损伤，原告得到的赔偿金在同一个法院有时相差也很大。

医疗诉讼的种种弊端，美国人看得很清楚，改革一直没有中断，也采取了很多措施。

第一是赔偿金封顶。1975 年加利福尼亚州通过医疗损伤补偿改革法案，对非经济损害赔偿金限额为 25 万美元。该法案对于限制飞涨的医疗责任险的保费具有重要意义。1976—2000 年，全美国医疗责任险保费增加了 505%，而加利福尼亚州只增加了 167%。加州医生很少因交不起保费而关门歇业。

第二是减少诉讼。具体措施包括：①审前审查机制，以排除没有价值的索赔和鼓励应获得赔偿的索赔进行和解；②仲裁，各方同意将他们的纠纷提交给一个仲裁员或仲裁小组；③缩短诉讼时效期，即缩短发现损伤或发现过失允许提起诉讼的时间；④控制律师费，根据裁定的赔偿金对律师费进行限制。

医疗诉讼无论对医生还是患者都是一个漫长、痛苦的过程。有研究表明，从损伤到案件解决，平均时间是 5 年，1/3 的案件长达 6 年或 6 年以上。社会有责任减少这种诉讼。2005 年，布什总统说："医生应该集中精力同疾病做斗争，而不是集中精力同诉讼做斗争。"

改变住院医师命运的官司

1984 年 3 月 5 日，有忧郁症病史的 18 岁女大学生利比·锡安因发烧、瞻望症来到纽约康奈尔医学中心的急诊室，此时她已经有些神志不清，医生认为需要住院治疗，就以补液和观察为由将其收入院。住院医温斯坦和斯通接诊了她，这两位医生分别接受了 8 个月和 20 个月的住院医师培训。检查后，两位医生未能明确诊断，但为了减轻患者痛苦，他们开出了杜冷丁。锡安的家庭医生在电话中同意这一处理，此时是凌晨 3 点。患者交给护士后，温斯坦继续照顾其余的 40 位患者，斯通去睡觉了。

后来护士向温斯坦报告，患者烦躁不安，温斯坦下了医嘱对锡安实施身体约束以防患者伤害到自己，并且给了氟哌啶醇（一种抗精神病药物）。用药后，锡安终于睡着了。温斯坦由于忙，没顾上再次检查该患者。早上 6 点 30 分，护士发现病人体温 42℃，医护人员赶紧紧急降温，但不久锡安心脏骤停，于 7 点 30 分去世，距她入院只有 8 小时。

尸检结果很模糊地说锡安死于肺炎，现在大多数医生认为锡安死于血清素综合征，这是由杜冷丁和苯乙肼共同使用引起的。

锡安的父亲是个记者，对医生的解释不满意，他的看法有两点：一是医生给了杜冷丁，与锡安平时服用的苯乙肼相互作用后可以致死，二是使用身体约束。他很激进地指出：“他们给了杀死她的药，然后忽视了她，只是把她像狗一样绑起来。”并且指责住院医生连续工作 36 小时的政策，认为医院为了省钱，让住院医师超负荷工作，以至于他们根本没有足够的精力和体力对患者进行最起码的照顾。为了进一步给医生施压，他以谋杀罪对值班医生提出指控。他在《纽约时报》发表文章，最终把这一事件演变成漫长的、知名度很高的一场医疗诉讼。多次的上诉，多篇病例报告发表在重要医学杂志上。

1986 年，检察官建议让大陪审团考虑“谋杀”的起诉，也就是说这两位医生可能以谋杀罪被判刑，幸运的是陪审团予以否决。

1987 年，两位住院医生被控 38 项重大过失，结果纽约医学委员会进行了听证，1987—1989 年，30 个听证会上 33 位证人作证，作证人包括毒学专家、急诊室专家和 6 位医学院的校长等人。最后，听证会认为这 38 项指控缺乏证据，这一结果被陪审团接受。但锡安的父亲没有放弃，发誓要把官司进行到底。直到 1991 年，纽约州上诉法庭完全清除了对这两位住院医生的所有起诉。

尽管此案未被陪审团定性为刑事案件，但死者父亲提出的民事诉讼仍在进行，直到 1995 年，这个诉讼才了结。曼哈顿的陪审团认为两位住院医生和锡安的家庭医生开错了药造成患者的死亡，应该赔偿 375000 美元。尽管陪审团认为医生存在疏忽（negligent），但是没有忽视（disregard）患者。锡安自己也有部分责任，因为她没有告诉医生，她服用了可卡因和其他处方药。

此案轰动了医学界，许多医学院的校长、教授出庭作证，多次漫长的庭审给政府带来了庞大的开支，检察官、陪审团、大陪审团、不同级别的法院等都参与到这一案件中。尽管锡安的父亲最后获得了赔偿，但是超过 10 年的诉讼花费巨大，个人付出的精力更是无法计算，估计到手的赔偿金也没多少。而医院、医生们的诉讼费自然也不会是小数目，这是耗费无数金钱的战争。此案唯一的正面意义是改变了住院医生们的命运。也就是说，他们确实得益了，这是锡安的父亲无法预料的结果。

从表面上看，相对健康的锡安入院 8 小时后死亡，医生的责任是跑不掉的。可在这场诉讼中，住院医生、医院等有关人员有机会为自己辩护，从而引发了人们对美国住院医生培训中的一些问题的关注。陪审团认为医院让温斯坦照顾 40 个患者是他忽略锡安的原因，而连续工作 36 个小时使医生的精力、体力不可避免地下降，这导致他们无法全面地照顾患者。换句话说，住院医生培训制度也要对锡安的死负责。

纽约卫生局建立了以贝尔医生为领导的小组，小组评估了美国住院医生的培训和监督制度，发表了一系列建议。1989 年纽约卫生局接受贝尔小组的建议，规定住院医生每周工作时间不超过 80 小时，连续工作时间不超过 12 小时，两个班之间的间隔至少是 8 小时，每周至少有一个连续24小时的休息。一场普通的医疗诉讼，迫使美国有 100 年历史的住院医师培训制度进行改革，这大概是它的最大意义。美国工人早在 1886 年就争取到每天 8 小时工作制的权利，住院医师们在 1989 年还在为每周工作不超过 80 小时奋斗，而且这一权利还是患者家属无心为他们“争取”到的。

美国医生的医德

医德的普遍滑坡是毋庸讳言的社会现实。媒体上一道“冬天给患者做触诊前应该做什么”的题目难倒了众多医生。其实很简单，就是先把双手焐热再接触患者的身体。国内某大学医学院教授对此忧心忡忡，当被问及一个合格的医生需具备什么素质时，他说：“首先要关心爱护患者，这是作为医生首要的素质，甚于技术。可是在我国目前的医生培养模式中，技术仍是重中之重，而医患沟通交流艺术、敬业精神等整体素质的教育明显欠缺。所以，我建议在医学教育中，应该把人文教育放在一个重要的位置。”

我不知道国内医生的医德情况，但在美国没有道德教育，美国人的道德就是法律，合法行事就行了，从小就教育孩子守法，而不是教育孩子要做品德高尚的人。美国医学院搞不搞医德教育呢？由于我是在中国医学院毕业的，关于这个问题只好请教身边的美国医生。

美国的医学院学习时间是4年，关于医德的教育，仅仅是开学第一天，医学院组织学习希波克拉底誓言。这个誓言的基本意思是，医生看患者时，要用自己的能力为患者带来利益，而不是危害，同时尊重患者隐私。学完一句话式德育，其他的时间全都是“职业化”（Professionalism）教育。

职业化的基本定义是精通本专业的知识和技能，并且用这些技能为患者服务。为住院医生培训认证的组织（ACGME），为住院医生定下“职业化”的要求：住院医生应该尊重、同情患者，并且正直、负责；还要尊重患者的隐私；根据患者的文化、年龄、性别和是否残障来做对应的处理。

上临床前医院会做一些必要的培训，让学生们了解基本常识，例如“耶和华见证会”的信徒拒绝输血，犹太患者可能需要犹太祭师来祈祷，医院有神父负责天主教徒的精神支持。未成年患者的治疗需要家长签字，但未成年孕妇则可以决定婴儿的处理。由于美国是移民国家，有太多不同的风俗习惯，当医生的说话应该非常小心，不应使用冒犯性语言。

为了增强培训效果，医院会做一些模拟训练。

> 10 多岁的小姑娘死于心衰，医院希望我和她父母谈谈，说服他们允许我们做尸检来查清心衰的病因。我来到死者父母（由演员扮演）身边，我对他们说：“我们希望你们同意尸检，这样可以帮助医务人员找到病因，帮助医学的发展，可能会帮助其他患者。”
>
> 死者父母大哭大闹，说孩子死得那么惨，你们还想把她开膛破肚，有没有人性？上级医生赶紧帮我解围，他对死者亲属说：“由于许多心衰的病因与遗传有关，如果我们找到的病因与家族有关，尸检可能造福你们所有的家人，包括你们自己。我们可以根据病因为你们制订预防治疗方案，保障你们的健康。”

由于他为家属着想，家属同意了。显然我那些为了全人类的伟大道德是不受待见的。

职业化教育更多的是进入临床之后，通过言传身教、潜移默化的方式进行。比如医生带着实习生和患者打招呼：“这些是我的学生，他们希望检查你的身体，可以吗？”获得允许后，实习生来到患者身边，首先介绍自己，并且告诉患者需要做的检查，患者理解后，他们才开始做检查，完成后很有礼貌地道谢。和患者谈话时，要双眼看着患者，回答问题语态要平稳。

美国“瘾君子”很多，一些人买不起毒品，就常到医院或诊所蹭吗啡或杜冷丁。你只要给他们开出一支，他们就会经常来纠缠你。培训老师教我们对付他们的办法，“我不能给你开止痛药，如果你真的很痛，我可以采用别的办法，比如神经阻滞”。这些人一听，立马开溜。

难对付的患者该如何处理呢？一个基本要求就是不能和患者争吵，即使患者大吵大闹，医生也不应该提高音量，必要时要寻求帮助。

一位有输尿管结石的中东人来到手术室做窥镜术，我向他解释与麻醉有关的做法。他出言不逊：“我也是医生，你们甭想骗我，我什么都懂。”然后他开始骂人，说所有医生护士都是愚蠢无用的混蛋。我对他说：“如果你怀疑我们的水平，我不勉强你，请你换一家医院吧。”他赶紧道歉。

手术后他被送到复苏室，一醒过来又开始骂人，要把血压计从手臂上取下来，要下床活动。护士百般阻止，不行，值班护士长来了也不行。最后，保安来了，警告患者，如果不守规矩将用身体约束。他终于安静下来了。护士长、医院负责人对挨骂的护士做了许多安抚工作。两天后病情好转，可他拒绝出院，说如果病情反复怎么办？但医院只是医院，不是福利院，我们可以为他提供免费治疗，可病好了就得出院，总统也一样。院方做了很多工作，帮他预约了随诊的医生，告诉他必须出院。他出院那天，医院如临大敌，医护人员加安保人员一起相送，就是怕出事。

一位有心脏病、肺气肿、肾功能不全、吞咽功能不全的老年患者股骨骨折，禁食后于下午5时准备手术，由于凝血功能异常，麻醉医生取消了手术，一天没吃饭的他大为恼火。

第二天他接受了输血浆治疗，仍禁食，他要求吃东西。护士耐心地解释，他大骂护士，护士只好把医生叫来。下面是医生写的病历记录：因患者坚持要进食，我被护士叫来。根据患者治疗小组的意见，患者应该严格禁食。昨晚有人发现患者喝了一个容器的冰和水，而治疗小组的医嘱，患者只可以用纱布蘸冰水来湿润嘴唇，而不应该吃冰块。患者行为冲动，威胁说如果他不能得到一大瓶冰块就要出院，患者要求见上一级的住院医生或主治医生。我向患者解释，他不能吃食物，可患者坚持要吃冰块。患者声称他是我的老板，我们是他雇用的助手，他付我们的工资。他向我叫骂并宣称对我来说你不是医生，你只是个女士。

住院医生向上级医生报告，第三年的住院医生来看患者，他在病历上写道：根据治疗小组建议，患者不能进食，主要考虑到患者有吸入性肺炎的危险性。患者辱骂医务人员，宣称如果我不尊重患者的意愿就要告我，并说别人告诉他可以进食和吃冰。我打电话给他的主治医生，同时想证实禁食的医嘱，留了口信，没有回音。

患者威胁要出院，因为他有骨折和胃饲管，我提议他可以有半个容器的冰，而不是一个容器，并劝告患者不要喝冰水，患者同意留在医院。我一共花了 40 分钟和患者在一起。

当天下午患者来到手术室，我为患者做麻醉。他在病房的故事，我们麻醉师都听说了，让我惊奇的是，他对我非常好，还用中文向我问好。他说退休前做生意，退休后到移民学校教英文，认识了很多中国人，学了好几句中文。因此，一有机会他就卖弄。我奉承他的中文发音很好，他高兴极了，满肚子怨气也一扫而光。

大多数美国医生都能兢兢业业，不是因为他们比一般老百姓道德高尚，而是职责使然。职业化是一个很重要的因素，不论你是否喜欢这位患者，是否愿意提供某种医疗服务，只要工作需要，医生们就得去干，否则就是渎职，玩忽职守会受到惩罚——医疗诉讼、停职停薪、吊销执照，甚至身陷囹圄等。至于明显的犯罪，例如行贿受贿、造假、拿回扣等，那不是道德问题，而是刑事问题，一旦事发，一辈子就毁了。当然，面临如此严厉的惩罚，仍然有医生铤而走险。

我的同事尼尔斯医生在 2001 年被判入狱 5 年，原因是诈骗保险公司保费。美国的医保一般不包括不孕的治疗，而不孕的治疗非常昂贵，为了帮助囊中羞涩的妇女，他以假手术的名义向保险公司报销部分费用。结果被保险公司查出，并告上法庭，骗保属于刑事犯罪，不仅要遭受牢狱之灾，医师执照还被吊销，那可是他付出了无数心血和金钱换来的安身立命的东西呀！和同事讨论这件事，大家虽然都表示惋惜，但几乎没有人支持他的行为，理由是帮助没钱的患者固然是好事，但不能违法，一个国家总得有点规矩。

芝加哥的医生保尔·沃克曼于 2012 年 2 月 14 日被判 4 次无期徒刑，理由是他于 2003—2005 年对 4 名患者开出过量止痛药羟考酮，从而导致他们死亡。

来自台湾的 42 岁华裔女医师曾秀英涉嫌滥开处方药致 3 名青年死亡，在洛杉矶高等法院过堂，如果罪名成立，她将面临 45 年刑期。

申医生 8 岁随父母从韩国到美国，在美国接受教育。经过魔鬼般的住院医师培训后，他终于成了一位心脏外科主治医生，这个时候本可以放松一下，好好享受生活了，但他丝毫不敢放松，每周工作差不多 100 小时。这让他没时间照顾家庭，妻子无法容忍，要和他离婚。他是一位好人，喜爱工作，也想当一名好丈夫、好父亲。离婚的事拖了多年，分居后他也尽量抽时间回家看孩子，参加孩子的活动，也许他的诚意打动了妻子，他们又和好了。他工作起来近于疯狂，手术超过 10 个小时，他也不吃不喝。我问他为什么不中途休息一下。他说一停下来，腿就软了，眼皮也耷拉下来了，连续干下去还顶得住。他从不抱怨，有一天他做了 3 台搭桥手术，回到家都晚上 11 点了。这时急诊室来了位主动脉瓣重度关闭不全的患者，需要急诊手术，接到电话他二话不说，马上开车来到医院。当时患者已没有生命体征，别的医生都认为患者已经死了。可他坚持立即手术，奋战了 5 个小时，凌晨 5 点后，患者还是死了。人们常说有百分之一的希望，也要尽百分之百的努力。这个患者恐怕连千分之一的希望都没有，可他仍然做了。也许有人说他是为了钱，但这是一位治疗救助计划中的患者，没钱付医药费，医生几乎是白干。

申医生对工作的热爱、对患者的责任心似乎是天生的。我问他为什么这么拼命，他说喜欢手术成功的那种感觉。另外，心脏外科竞争很激烈，患者为什么选择你？就因为你能提供别的医生不能或不愿提供的服务。

美国的医学教育大概是全世界最长、最艰难的学习过程。4 年大学，4 年医学院，3~8 年的住院医生培训都必须做到出类拔萃，这是脑力和体力的总煎熬。这么漫长的学习过程，与其说医生们是最聪明的群体，倒不如说他们是最投入的群体，如果不投入，怎能熬过这漫漫长夜？医生们已经不习惯待在家里无所事事混日子。我知道很多同事在家里萎靡不振，回到医院就精神抖擞，对他们来讲，医院和工作已经成为生活中最重要的部分，和生命连在一起了。

有一位内科医生工作到 97 岁，退休那天诊所还有 20 多位患者，他 99 岁辞世。88 岁的泌尿科医生仍然全职工作，我问他什么时候退休？答曰：等到我的尸体从办公室里移走的那一天。

第六章

美国的医疗故事

一份推荐信引发的巨额赔偿

故事要从路易斯安纳州郊区的一家医院开始。一位麻醉师值班时睡觉，不回复传呼机的呼叫，并被怀疑偷走了科室的杜冷丁。于是科室把他解雇了，解雇信是这么写的:“对于你身体、精神、情绪等方面出现的问题，我们已经研究多次，认为你受损的状况妨碍了你的正常工作，而且给患者带来巨大风险。”但是麻醉科没有报告可疑的滥用药物行为，而且医院允许该麻醉师自动辞职。

在大医院，包括我工作的医院，每年科室都安排麻醉师参加滥用麻醉药的教育课程。根据文献报道，麻醉师滥用麻醉药的比率比别的专业高，会造成麻醉师的死亡和医疗事故。前者断送自己的性命，后者伤害患者和断送自己的事业。科室鼓励大家报告同事的可疑行为，对滥用麻药的医生，科室在保护个人隐私的情况下，采取一系列步骤，包括送到戒毒中心、法律援助、帮该医生转到别的专业等。这种做法，短期来讲影响了医生的工作和收入，长期来看却是避免了严重后果，会挽救医生的生命和前途。

现在故事转到华盛顿州的一个小镇，被解雇的麻醉师找到了新的工作，根据原单位两位麻醉师为他写的推荐信，医院授予该麻醉师行医权。其中一封推荐信包括这样几句话:“他是一个优秀的麻醉师，性格开朗。我相信他将为你们的麻醉事业做出贡献。”推荐信没有提到滥用药物的问题，我们可以理解这是为了帮助同事。老实说，这是推荐信中的常规句子。

2002 年 11 月，故事有了悲剧性的结局，一位患者在全麻下接受一个简单的手术中发生了心脏停搏，成了永久性植物人，后来该麻醉师承认滥用了麻醉药。

2005 年 5 月医院和患者家属达成庭外和解，家属获赔 750 万美元。

随即，出事的医院和保险公司把如下人员和单位告上法庭——造成医疗事故的麻醉师、为该麻醉师写推荐信的那两位麻醉师、没有对信用查询做彻底回应的原医院。2006 年 5 月，法官问陪审团："许多证据表明，一个或者更多的被告对当事医院进行了刻意的隐瞒，这是原告受害的直接原因，是这样吗？"

对那两位写推荐信的麻醉师，陪审团用"Yes"来回答，并且让他们分别承担 820 万美元赔款中的 5% 和 20%（我猜除 750 万美元赔款外，还有 70 万美元的诉讼费）。

为短短的一封推荐信而赔了上百万美元，这何止是一字千金啊！

在美国，升大学、找工作，推荐信是很重要的。中国人对此可能不理解，因为中国人喜欢成人之美，再说对于推荐信的真实性，用人单位也无法调查，当然，即使出了问题，推荐人也毫无干系。美国人把规则看得比什么都重要，是非分得很清楚，徇私情，做好事，一旦被揭穿，代价是沉重的。而且，作假是很容易被揭穿的，尤其医院的电话，所有医院前 3 个号码都是一样的，家庭电话根本不可能拿到这种号码。因此，写假推荐信、留假电话是不可能的。美国有一本书，上面列有所有医院的基本情况：床位数、电话、手术室的房间数等，揭穿骗局是件很容易的事。我的一位中国朋友找工作，我为他写了推荐信。几天后，用人单位打电话到手术室找我，当然也顺便查了查我是不是信中自称的医学博士（我们的职称是 M.D.–medical doctor）。

当同事希望你能为他写一份好的推荐信，而你对他的表现不满意时，会怎么做呢？我观察了洋人们的做法。专业人群和一般人一样，有两头小、中间大的情况。很拔尖的和很愚笨的都不会太多，大多数都是还过得去，有能力胜任工作要求的。除了专业技术表现，还有就是工作态度和为人处事。工作态度就是工作是否努力，是否有团队精神，团队精神是非常重要的，谁都不会喜欢和斤斤计较的人一起工作。为人处事就是和工作伙伴之间的关系，有的人不会处理同事关系，工作还没做就开吵，这种人技术再好也没人喜欢。我们要找的就是：①技术过硬，不一定是尖子，但绝对不能是笨蛋，一定有能力把工作做好；②有团队精神，能和同事们和平相处。基本能达到这些标准的人，大多数洋人都会为他们写推荐信。碰到一些蹩脚的住院医生，很多主治医生一口拒绝“我觉得我不适合为你写推荐信”。有一位麻醉护士技术不怎么样，我的同事是这么写的，某人“在本部门工作数年，他能做气管插管等麻醉操作，为患者提供全麻、局麻等服务，和同事合作愉快……”这是比较差劲的推荐信，气管插管、全麻、局麻是我们的基本工作，能做这些基本工作是最起码的要求，也就是说你的能力刚刚达到基本要求，用人单位心中有数，如果他们需要一位达到基本要求的工作人员，就可以雇佣这位护士。我见过一份最差的推荐信，是这么写的，某人从某年某月至某年某月在本单位任职，如果你需要进一步的资料，请来电。

有同事告诉我一件事，他旧单位的一位住院医生想在我们科室找工作，科主任向他征求意见，他告诉主任:“这人毕业于常春藤大学，学习成绩很好。但人很神经质，大事小事全身发抖，不是一个当麻醉师的料。”这位常春藤大学的高材生落选了。

也许麻醉师的行业窄，我的同事为住院医生写介绍信时确实谨慎，我不止一次听到这种说法，“我不想为他写介绍信，因为我不想在他数年后杀了人把我牵扯进去”。有时这些蹩脚的住院医生也挺可怜的，也许人笨，也许这工作根本不适合他们，他们努力过、付出过，表现仍然差强人意，找工作时求爷爷告奶奶，求一封好的推荐信都这么难。可是你想一想，这些医生找到工作后就是独当一面的麻醉师，他们技术不可靠，真的会出事伤害患者的。

军医的故事

美国的军队是募兵制，他们到处发广告，到高中设立招兵站，希望孩子能到军队去。为了吸引青年当兵，部队提供某些福利，例如可以和军队签合约，医学院毕业后你愿意去当军医，军队会负责你大学和医学院的学费和生活费，这对大部分有志于学医的青年人来说是有巨大诱惑力的，要知道医学院的学费别说对于一般的工薪阶层，就是对中产阶级也是一个沉重的负担。但如果毕业后你毁约，轻则罚款，重则坐牢，国家的便宜可不是那么好占的。

有一位同事曾在越战中当医生，他讨厌当兵，所以服役结束就离开军队了。不过，他谈起那段经历还是津津有味的。

他说，对于军队的某个战役或战略计划，为了胜利，士兵的牺牲有时是难免的，他们的生命很快就消失了。但是当士兵成了伤兵，他的生命就无价了。他举了个例子，一位士兵被烧伤，烧伤最可怕的并发症是感染。军营没有无菌病房，军部派了一架客机把烧伤士兵从越南载到日本。一架客机装运一个伤兵，那得花多少钱？可为了这个伤兵的生命，军部花多少钱也在所不惜。还有，如果部队知道有士兵滞留在敌后，无论花多少兵力也要把他们救回来。这就给了士兵一个信息，部队不会把你们丢下不管。这样，军队才有向心力。

他向我们显示了他们的军营照片，军营是平房，排列整齐。据他了解，军营的设计在美国就做好了，所有建筑材料都来自美国，房子的建造只是工兵把预制件像搭积木那样搭起来，他们根本不用越南丛林里的木材。所有医疗仪器也都来自美国，比越南当地的医院条件要好。像他这样的医生是在战地医院工作，不需要到第一线冲锋陷阵。因为在前线，医生的作用非常有限，也就是包扎、打止痛针之类，这些事普通的士兵培训一周就可以胜任。士兵受伤，最好的办法就是尽快把他送到战地医院。

当他谈到战争的残忍，提起一个在爆炸中受伤的士兵，全身没有伤口，但体内的骨头和器官都震碎了，人还没断气，他们也没办法救，只能眼睁睁看着他死去。需要献血时，士兵争先恐后伸出胳膊。他们知道，今天你把血献给别人，明天别人就把血献给你。

他给我讲了一个越战中真实的故事。

军营的水源是一个水塘，为了保证供水安全，水塘四周围了铁丝网，还立了很多双语警告牌，禁止闲人靠近，并派士兵把守，接近水塘者格杀勿论。

某天晚上，士兵发现有人接近水塘，警告无效后开枪。天亮后他们看到一对越南夫妇中弹死亡，身边有一个约 5 岁的受伤小孩。士兵不知夫妇是什么人，也无法找到孩子的亲戚，只好把孩子带回兵营。按规定，小孩应交由地方处理，可是兵营医生知道地方医院既没有医生也没有条件，根本不能为孩子疗伤，他们就私自把孩子留下来为他做了手术。手术后又对孩子进行精心照料，整个军营的官兵把孩子当宝贝似的，这个买糖，那个买新衣服。我想大家都很愧疚，尽管不是有心的，但毕竟孩子的父母死在他们枪下。等孩子的伤好了，士兵们还是舍不得把孩子交到地方，后来上级知道了，下了命令，士兵们只好恋恋不舍地把孩子送到孤儿院。主刀医生实在舍不得，回美国前到孤儿院办了手续，领养了这孩子。现在算起来孩子应该 40 多岁了。不知道孩子会怎么看待这件事，美军杀了他父母，而他在仇人的国度里长大，受到养父母的宠爱，这恩与仇该怎么算？

还有一位医生参加过科威特战争，回国后他就离开了军队。提起战争，他害怕厌恶到了极点。我说你是医生，又不会上前线打仗，真的那么害怕吗？他答道，你不懂现代化战争，比如飞机轰炸，炸到哪里哪里就是地狱。司令、小兵一锅端，谁也活不了。还有，无色无味的毒气让人死了都不知道是怎么死的。两位医生都是为了学费从军的。

史医生读大学时天天和一帮损友聚会、酗酒，一年下来平均成绩不到2分。他意识到他这种放荡不羁的生活方式会毁掉他的一生，于是他决定参军，希望军队严格的生活方式和训练能改变他。我猜想军队的生活对他是有帮助的。他复员后回到大学完成了学业，但他第一年那极低的成绩使他无法进入美国的医学院，他到了南美的医学院学习，毕业后成为我们医院的住院医生。

伊拉克战争爆发后，我对他说，幸亏你离开军队了，否则你可能要去伊拉克打仗了。没想到他回答，打仗好啊，我就想打仗。我不解，说打仗是要死人的，有什么好？史医生说，当兵就是为了打仗，害怕打仗何必去当兵？他还说他的战友们也想打仗。这时我才明白，原来有些美国人是喜欢打仗的。

史医生应该不笨，但是他的精神状态很不稳定，今天表现得很好，明天也许就一塌糊涂。似乎他又酗酒了，还患有忧郁症。他不稳定的工作状态终于迫使他中断了住院医生的生涯。他只好回到母亲身边过日子，仍然艰难地寻找住院医生的工作。

一位同性恋麻醉护士是军队的后备军，他参军的目的就是可以跟着部队到处扎营，见识世界。尽管同性恋开始被社会接受，但是父母是不会希望别人知道自己的孩子是同性恋者的，就算不公开反对，心里大概也不舒服。对于同性恋者，男人比女人更难建立永久关系，所以他们没有家庭负担和责任。他在地方的工资超过 10 万年薪，住在曼哈顿一个一房一厅的公寓，每月租金超过 2000 美元。前几年他到德国服役数月。军队按军衔决定军人的工资，他的军衔不高，工资也不高，根本不够交房租。他只好把公寓退了，把家具放在朋友家里。我想，曼哈顿的公寓很小，谁有地方容纳他的家具。他从德国回来，先住在朋友家，再找公寓重新开始生活。这种生活方式会给有家室的人带来困扰。在纽约，麻醉护士要在医生的指导下工作；在军营里，他可以独立操作为士兵做麻醉，得意极了。可是我知道他技术一般，性格鲁莽，信不过。但是军队士兵年轻、健康，医疗事故的可能性少，加上军费是纳税人的钱，用这样的人也算是为士兵提供了必要的医疗服务。

我到圣地亚哥做模拟考试时又认识了两位军医，一位医生曾到过阿富汗，一位医生曾到过伊拉克。他们告诉我，军营医院一般是不会为当地百姓提供治疗的，但是老百姓有急病的话，基于救死扶伤的人道原则，他们会根据情况做紧急医疗处理。他们提到，一次在为一位阿富汗儿童做麻醉时，全麻后孩子胃里的蛔虫反流到嘴里，活生生的虫子在病孩的鼻子嘴巴里爬来爬去，看得他头皮发麻。美国的卫生环境比较好，蛔虫是书本上的疾病，绝大多数美国人都没见过，考试时也很少有关寄生虫的题目。他们还提到，他们在部队医院工作，工资不高，还要根据命令到国外的战场。部队的医院也雇用了一些老百姓的医生，这些医生不需要上前线，每年工资比军医多 10 多万。所以他们很坚决地表示，他们的服务期限一到，即刻离开部队到地方去过普通人的生活。他们也是为了医学院的学费而从军的。

用雪糕退烧

来美国的第三年，那时还在医院当文员，儿子小虎出生了。小虎 7 个月时第一次发热，小脸蛋烧得红红的，上午还兴高采烈的他一下子蔫了。我虽然在医院见多了发热患者，可小虎一下烧这么高，还真让我有点不知所措。除了发烧，小虎还鼻塞，流清涕，我判断是病毒性呼吸道感染，这是婴幼儿常见的疾病。虽然做出了诊断，但到底是送医院还是在家处理，我比较纠结。

鉴于在美国看病实在不方便——看家庭医生要预约，急诊室要排队，我决定自己动手。在美国，39.5℃以下，医生不建议用药物降温。那就入乡随俗吧，我采用物理降温的办法。先是把小虎的衣服脱了，只盖一层毛巾被。这一点与国内的经验不一样，很多中国人包括医生都主张发烧后多穿点，或者用厚被子捂汗，汗一出烧就退了。不能说国内的经验是错的，很多人也的确退了烧，但发烧时裹得严严实实并不利于散热，对于小孩则更甚，孩子的体温调节能力差，容易发生高热惊厥。我拿出冰块，用毛巾包好放在小虎腋下，不断地喂他水。发烧时，身体会流汗散热，高烧时身体会因为流失太多水分而关闭汗腺，阻止水分的进一步流失，这时身体无法散热了，因此需要补充液体，喝大量的白开水及果汁，果汁富含维生素和矿物质。

功夫不负有心人，2个小时后，小虎的烧慢慢退了。可几个小时后，小虎又烧起来了，这一次更高，39.4℃。小虎哭得很厉害，脸也更红了。突然，小虎停止哭声，干呕了几下，把水和奶都吐了出来。我不再犹豫，给他用了退烧药——泰诺林，然后还是喂他水。又过了一个小时，烧终于退了，小虎安静地睡了。此时已经12点，我也筋疲力尽了，可总算消停了。

没想到第二天又重复昨天的故事，发烧，退烧，再发烧，再退烧。我压力越来越大，尽管老公还没提出异议，但我从他眼睛里看到了怀疑。其实，我自己也有点动摇了，真是病毒感染吗？不会是细菌吧？要不要输液？书上说小孩发烧，一般要3天左右。我决定再坚持一天。

第三天，仍然39.5℃。去医院吧，这样下去，即使小虎没事，我也要崩溃了。到了急诊室，护士量了体温，测了脉搏，数了呼吸次数后，就等待医生。半个小时后，医生来听了肺，看了喉咙，诊断为病毒性感染。我问要不要用退烧药，医生说不需要，物理降温即可。我说用退热药加上物理降温，效果不是更好吗？“NO，NO，NO”，洋医生坚定地否决了我的建议。他解释说，两种方法的降温机制截然不同。退热药会让患者全身血管扩张，毛孔张开，出汗增加，以达到降温目的，而物理降温，是使局部血管收缩，热量经传导散出。如果使用退热药后又马上物理降温，就会使扩张的血管立即收缩，汗毛孔关闭，出汗停止，不但降不了温，病儿也会感到不舒服。一般是先物理降温，经 1~2 小时无效后，再使用药物退热。

护士拿了根雪糕来，我奇怪，用这个降温？护士肯定地点点头，虽然与国内的观念截然相反，但我对美国医生的专业素质比较有信心，于是把雪糕给小虎喂了。与昨天喂药时他拼命反抗形成鲜明的对比，这一次他很配合，一根雪糕很快就进了肚。不一会儿，护士又送来一杯加冰块的柠檬水。就这样，在急诊室待了 2 个小时后，小虎的烧退了。

到了第 4 天，小虎终于不烧了。

几年后，我在美国当住院医生时，向儿科医生请教了他们为什么不愿用退烧药的问题。儿科医生解释说，发烧对疾病的恢复是有好处的：第一，它把体温升至高于很多病原体生长的最适温度，降低其生长速度，从而减少病原体数量；第二，发烧引起的高温会使病毒的酶或毒素失活；第三，发烧加快体内化学反应速度来提高身体免疫力；第四，发烧会使患者难受，进而休息，防止机体被进一步破坏，同时有更多的体能来对付感染。人体真是个奇妙的机器，它用难受来抵御疾病，它用痛苦让人们对疾病产生畏惧，从而注意日常保养。

小虎每年都要烧几次，但随着年龄的增长，发烧的次数逐渐减少，应该是身体抵抗力增强和体温调节机制的健全共同作用的结果。后来，每次发烧都是我自己搞定，再没有去看医生。同时，我也积累了很多经验。

发热时不要穿得过多，也不要盖得过厚，以免影响散热。退热时，会大量出汗，要及时用干毛巾擦去胸、背、腋下的汗，并更换内衣，还要注意补充营养物质和水分。发热时营养物质和水分消耗得多，而消化功能减退，因此应该适当减少饮食，吃一些富有营养且易消化的流食或半流食，如牛奶、豆浆、米粥、面条汤、鸡蛋等。尽量多喂水，如果汁、糖水、白开水或清凉饮料等。多喝水不但有利于降温，而且有助于细菌毒素的排出。高热时唾液分泌减少，口腔黏膜干燥，适宜细菌繁殖，会引发舌炎、口腔炎等，因此要注意口腔卫生。可于饭前用温水漱口，帮助增加食欲，饭后用盐水漱口或刷牙。

任何疾病都有一个发展和恢复的过程，即使诊断明确、用药及时，也可能持续 2~3 天，有的病毒或细菌感染要持续 5~7 天。不要因为一时未退热，一天跑几次或几家医院。这样不但孩子得不到休息，造成治疗紊乱，影响身体的恢复，而且还可能使孩子感染其他疾病。

止痛剂没有那么可怕

有一天我的传呼机响了，同时医院走廊的喇叭呼叫：Code 99 Room One，Code 99 Room One。

喇叭常传来不同的信息，通知医务人员到不同的病区。如果喇叭紧急求援，明确指出某患者生命有危险，会给患者和家属造成恐慌。所以，我们给不同的紧急情况赋予代号，只有医护人员明白。Code 99 说明一号病房的患者有生命危险，可能是心脏停搏。这种警报分类很有好处，既最大限度地节约人力，又能有效地应对各种紧急情况。

作为抢救小组的一员，听到呼叫，我提着装满气管插管器械的箱子来到患者身旁。这是一位中国患者，两天前做了腹部手术，护士发现其呼吸困难，叫了救援。我到达时几位医护人员正在做球囊通气，但效果不佳，患者咬紧牙关，嘴唇青紫，严重缺氧。

给严重缺氧但仍然清醒的患者做气管插管具有挑战性，但我还是很快地完成了操作，一边用球囊通气，一边请其他医生听心音和呼吸音。我觉得通气有困难，气道压力大，同事告诉我没有呼吸音，患者的缺氧状况没有改善，我在想是否正确地把管子插进了气管呢?

我很担心也很紧张，继续通气并赶紧确认，就在这时，一大块黑褐色的痰从管子里喷了出来，原来他的气管被痰堵塞无法通气。我们把痰吸掉后，患者的脸色终于红润，生命体征也恢复正常了。

危机解除后，我才进一步了解了患者的情况。腹部手术后伤口很疼，尤其咳嗽、深呼吸和活动使疼痛加剧。我们很强调使用足够的止痛药来减轻疼痛，使患者能深呼吸和下床活动。可是不少中国人认为止痛药有副作用，能不吃尽量不吃，中国男人讲究男子汉气概，疼痛也不叫出声。这位中国男患者和洋人交流有语言障碍，他既不抱怨疼痛也不想用止痛药。为了减轻疼痛他使用浅而快的呼吸方式，并尽量不咳嗽以避免咳嗽造成伤口疼痛。据我所知，很多中国医生不重视疼痛的治疗，一是因为认为疼痛是疾病本身的表现，只要疼痛不是很厉害，没必要干预；二是因为止痛剂可能会掩盖病情，特别是腹痛的患者，如果用了止痛剂发生穿孔或其他严重的并发症麻烦就大了。可任何事都不能走极端，滥用止痛剂肯定不行，但置疼痛于不顾也不行，如何对二者进行平衡，医生是有很多事情可做的。

药物的确都有副作用，但只要合理应用、严格掌握就可以既解除患者痛苦，又最大限度地防止副作用。

医生必须学会说“不”

2011 年 11 月 7 日傍晚，天王巨星迈克尔·杰克逊私人医生的判决出来了——过失杀人罪成立。在 6 周的审理过程中，法庭共传唤了 49 名证人，包括颇有名气的麻醉医生。判决传出，聚集在法庭外的歌迷们齐声欢呼，“正义终于得偿”。

58 岁的心脏科医生默里被控在 2009 年 6 月 25 日，在没有监测的情况下给予杰克逊致命剂量的强力麻醉剂异丙酚帮助他睡觉，造成了这位流行歌王的死亡。

辩护律师指出杰克逊服用多种安眠药，并要求默里医生给他注射异丙酚——被杰克逊称为“睡觉的奶”，但陪审团并不采信。

美国医生都知道做杰克逊的私人医生不是易事，名人对身边的人要求都很苛刻。杰克逊将进行世界巡回演唱会，对体能要求很高，睡眠不好的话将很难应付。查遍任何文献，都不可能找到异丙酚作为安眠药的证据。大概是对其他常规安眠药都产生了耐药，在杰克逊的要求下，默里医生违反了医疗原则，结果杰克逊因此而死，默里身陷囹圄，行医执照被吊销。

美国医生都对这个案件很关心，这不仅影响到当事医生的命运，也和他们的工作休戚相关。我问同事，如果你是杰克逊的私人医生，会给用异丙酚吗？同事们的回答模棱两可，大家都知道，不用，私人医生的职位不保，因此，接受这份工作的医生，大概都会用。

日常医疗活动中，在压力下违反医疗原则的事层出不穷。在某次病例讨论会上，我的主任很严肃地对大家说：“你必须学会怎样及在什么时候说‘不’。”

作为麻醉师，外科医生是我们的天然搭档，我们之间的良好合作是患者获得医治的关键，但是有时也并不和谐。如下情形较为常见。

患者有数天的腹痛史，恶心呕吐无进食，X 光显示腹腔有空气，诊断结果为某腹部器官穿孔，当然要手术了。但是患者心率120~130 次 / 分，收缩压 80~90 毫米汞柱，尿量极少，这表明患者严重低血容量休克。外科医生风风火火让把患者带进手术室。由于患者已进入休克状态，接近死亡边缘，接受麻醉和手术的风险极高，应先内科抢救、输液、纠正休克和酸中毒，在患者病情相对稳定时再进行手术。

可在外科医生的压力下，有几个麻醉医生能顶得住？可出了事麻醉医生要负责。你可以说，是外科医生叫我把患者带进手术室的，外科医生不肯等到病情稳定后才开始手术。可外科医生会说，你是独立的行医者，你应该知道什么时候做手术对患者最安全。

对于违反医疗原则的要求，作为医生必须学会说“不”。

2012 年 2 月 11 日流行音乐天后惠特尼·休斯顿猝死于酒店客房，身旁有几瓶处方药。15 日，洛杉矶法医办公室发出传票，要求惠特妮的医生、药剂师和有关诊所，呈交她的医疗和配药纪录。尽管她的死因尚未明，但如果查出医生和其他医务人员的不规范治疗与她的死亡相关，大概谁都逃脱不了干系。

根据美国疾病控制中心的资料，2007 年美国有 2.7 万例过度用药致死案例。自 2003 年起，死于吗啡类止痛药的人数高于死于海洛因和可卡因的人数的总和。

我曾在痛症诊所实习过，有患者患镰状红细胞病，这种病可造成器官梗死，可能造成慢性疼痛。但是我无法根据体检来判断患者的疼痛程度，唯一能做的就是给他开止痛药。写下一张张处方，我心里很没底。医学教育告诉我们不能否认患者的疼痛，疼痛是第五生命体征，但是我不知道他是否真的需要这些药物还是拿去出售牟利？当某个地区有新的诊所开张，某些患者会马上前往看病。他们告诉医生自己有慢性疼痛症，正在服用高剂量的吗啡类止痛药，希望医生能按他们的要求开药。这些患者看医生就像逛商场一样，在不同医生诊所获得止痛药处方随即便转手出售。

确实也有一些医生为了牟利而放弃了医疗原则，据报道华裔麻醉医生李旭辉因涉嫌非法售卖处方药品，导致患者服药过量死亡。2011 年 11 月 20 日早上，他在法拉盛诊所被捕，控方表示他涉嫌与超过 10 起类似案件有关。在两年半的时间内，李旭辉为患者开出超过 1.7 万份的止痛药处方。在这些药物中，超过 65% 为易上瘾的羟考酮等药物。超过一半的患者在 21~40 岁，他们根本没病，纽约市特殊毒品检察官布伦南表示，“这是贩毒的另一种模式”。

拒绝输血的患者

美国是一个多民族、多种族、多国籍、多宗教国家。在众多的宗教中，有一个叫“耶和华见证人”，这个宗教并非其他宗教的分支，而是一个完全独立的国际性宗教团体。它的信徒相信输血会破坏他们血液的纯洁，死后不能上天堂，因此这个宗教的信徒拒绝输血。这个宗教的输血问题是美国医生资格考试的必考题。一般原则是，这种患者入院时神智还清醒的话，医生会跟患者详细讨论输血问题。如果患者签字拒绝输血，在住院过程中患者因大出血而昏迷，医生只能做输液之类的支持疗法，决不能输血，甚至患者家属要求输血以挽救患者生命也不能接受。至于患者因严重贫血而去世也是无可奈何的事。如果医生违反患者意愿给患者输了血救活了患者，患者可以把医生告上公堂。这种事情大概只会发生在美国，医生救了患者的命还要承担法律责任。

有一天一位中国老年妇女做髋关节手术，她是“耶和华见证人”的信徒，文化程度非常低，大概连这个宗教是怎么一回事都没搞清楚。她那些懂英文的教友和她一起到白人骨科医生费医生的办公室做术前检查。费医生谈到了输血问题，至于她那些教友们是如何翻译的就不得而知了。总之，老妇人在拒绝输血的条文下签了名。手术中由于出血，她的生命体征变得不稳定，神智也不清。麻醉师做了气管插管，补液，用了升压药，术后把她送到麻醉复苏室。这时已是傍晚时分，费医生交代，不做任何血液检验，不输血，只进行支持疗法，患者要是不行了也没办法，说完费医生就回家了。

伍医生幼时随家人从香港移民到美国，她是一位心地善良的麻醉主治医生。伍医生并不是这个手术的麻醉医师，但那晚她是值班主治医生。患者病情不稳，麻醉复苏室的护士叫懂中文的她去向患者的姐姐说明病情。伍医生把情况一说，患者的姐姐大惊失色，叫道:“我妹妹没有想到做这个手术可能会死，她是绝对不会拒绝输血的，求求你救救她啊！”伍医生说你妹妹签字了，我也没有办法。患者家属苦苦哀求，她实在不忍，她打电话给医院领导，说患者文化程度低，根本不是虔诚的耶和华信徒，输了血也不会把医院告上法庭。但是医院领导拒绝。

她反复翻阅病历，发现患者签过的一张治疗文件上有同意输血这一条。她以此为据，再向医院申请。医院律师、麻醉主任商量后，让伍医生下了输血的医嘱。输血后患者马上稳定了下来。

翌日，费医生得知患者接受了输血，脸色难看极了。他担心会卷入法律诉讼。费医生是一位医术精湛，且非常负责任的骨科医生。术前他已经向患者解释得很清楚，他是按法律条文去做的，他的做法完全正确。ICU 主治医生的脸色也阴晴不定，因为输血发生在 ICU。伍医生彷徨不安。患者的亲属更是为此闹得天翻地覆。患者年迈的姐姐为了挽救妹妹的生命，彻夜不眠，在医生、护士和病床边团团转，筋疲力尽。患者那些分散在各地的儿女当晚接到病危通知，第二天就赶到医院，无人不骂那个宗教。可笑的是，这位患者在鬼门关转了一圈，恐怕再也不会去那个教堂了。

宗教教人行善是好事，但在美国，教堂也是一种生意，牧师就是教堂的经理。教堂的业绩往往是以参加教堂的人数及收集的捐款来评价的。所以，一些缺德的牧师是拼命拉教徒，教徒们又在外面拉人进教会，尤其是教育程度低的老百姓，因为这些人好哄好骗。至于这种教会把教徒们的生命放在哪里就只有天知道了。教徒们基于各种原因加入教会，但未必就信奉它所有的教义，特别是这种所谓教义与自己的生命发生冲突时。有一次我为一位“耶和华见证人”的教徒做剖宫产麻醉。我向产妇及家属详细地解释了有关输血的问题，最后产妇同意输血。产妇和丈夫文化程度较高，认识到如果为了宗教信仰而拒绝输血，可能会让新生儿失去母亲、丈夫失去妻子，这让人无法接受。好在生产过程顺利，并没有输血。

伍医生的故事让很多人不解，我曾对伍医生说，你这么做值得吗？她说，作为医生，见死不救，怎么可以呢？何况是能救而不救，怎么忍心？在美国，当一位医生不容易，当一位好医生更不容易。能救不救，会受到良心的谴责，可救活了，也有可能惹上大麻烦。

这位善良的伍医生名字叫伍静敏，不幸的是，2015 年她被诊断为肺癌晚期，并于 2016 年 4 月 19 日逝世，只有 51 岁。

“她死了，死了，死了”

13 岁的加西患病态肥胖和睡眠呼吸暂停综合征，后者俗称鼾症，重症鼾症严重影响睡眠，需要手术。2013 年 12 月 9 日，她在美国加州的一家儿童医院接受扁桃腺切除术。

遗憾的是术后加西大出血，尽管全力抢救，加西还是出现了呼吸停止的情况，随后两天，她在重症病房依靠机械通气维持生命。12 月 12 日，经过检查，医生宣布加西已经脑死亡。在美国，脑死亡被视为临床死亡，即使患者还有呼吸和心跳，但宣布临床死亡后，治疗即可终止。

医院召集了加西的家人，抱歉地通知加西已经死亡，并说医院将停止机械通气。噩耗让加西的母亲几乎崩溃，对一个还有心跳的人宣布死亡，她无论如何无法接受，更不要说还停止呼吸机了。医患双方严重对立，充满了火药味，以至于某医生不停地强调:“她死了，死了，死了。”

这句话通过媒体瞬间传遍了全国。媒体引述这句话来说明医生的冷酷，后来该医生解释说，他实在找不到更好的语言让这位母亲接受现实了。如果这句话对家属造成了伤害，他愿意道歉。院方必须明确立场——人已经死了，医院没有任何责任用呼吸机维持死人的治疗。医院会对加西的死亡原因做详细的调查，并向家属通报调查结果。

加西的母亲请了律师，上诉到法庭。她还求助媒体，组织了示威游行，在同情弱者的心理支配下，支持她的人还不少。由于加西是黑人，法庭和医院都特别小心，免得被戴上“种族歧视”的帽子。法官认真听取了医患双方的意见。为了安抚家人，12 月 21 日法官做出了判决：第一，继续维持机械通气至 12 月 30 日；第二，另请一位医患双方都同意的神经科专家来确定加西是否已经脑死亡。

12 月 24 日，神经科专家向法庭提交了他的诊断——加西脑死亡。根据这个诊断，法官宣布从法律上来讲，加西已经死亡，决定允许医院停止对加西的呼吸机治疗。

加西的母亲仍然不肯放弃，她认为女儿的手仍然温暖，奇迹也许会出现。她趴在女儿的病床前，不断呼唤女儿，希望她能睁一下眼睛或者动一下手指来证明医院是错的。但奇迹没有发生。

纽约大学医学院医学伦理会主席亚瑟·L·卡普兰告诉媒体，脑死亡就是死亡，医院没有责任继续治疗。而且这种治疗费用每天数千美元，加西被宣布死亡的时间是 12 月 12 日，保险公司不会支付患者之后的医疗费用。这个费用谁来出呢?

家属和律师成了媒体的“宠儿”，他们频繁地在电视上接受访问，多次发布消息说，加州有几家安宁院和医院愿意接收加西，并要求医院为加西做气管切开术和胃造瘘术。医院明确表示会配合家属，但医院不认为在“死人”身上做这些事情是合理的医疗方式。医院愿意在合法的情况下，验尸官签字后，把加西的尸体移出医院，接收加西的机构应该明确它们接受的是一具尸体。

母亲对医生和媒体反复强调加西有心跳，不算死亡，这种偏执似乎已经疯狂。12 月 28 日，律师代表家属发表公开信，其中有这么一段：我们有强烈的宗教信仰，我们相信在这个国家，父母有权利确定孩子的存在，而不是那些根据书本中的只言片语，或者读着冷酷的白纸黑字“脑死亡”法律的医生，更不是这个医院的医生，因为是他们造成脑死亡的。

12 月 30 日撤掉呼吸机的期限到了，律师所提的医院或安宁院连影子都没有，他们请求法庭延期。法官同意撤掉呼吸机的时间为 2014 年 1 月 7 日。法官显然不愿意对这个有争议性的案子负责，希望时间可以解决一切。

家属和律师成了电视上最好的演员，眼泪和拥抱似乎可以打动任何人，但是网上基本一片倒地谴责他们的行为，人们同情加西的遭遇，但认为家属应该接受现实。有人写道，你不是相信上帝吗？把呼吸机停掉，让上帝来决定加西的命运吧。有人认为加西接受的不是“生命支持”，而是“死亡支持”。有人指责家属在浪费宝贵的医疗资源。

验尸官签署了加西的死亡证书，死亡日期是 2013 年 12 月 13

日，也就是说，加西早已经不在人世。从法律上来讲，加西的医疗保险付费终止于 12 月 13 日。

2014 年元旦到了，加西脑死亡的诊断已经过去了 3 个星期，家人仍然没找到愿意接收女孩的机构，不肯罢休的母亲又向媒体投诉医院不肯给加西喂食。

1 月 2 日，法官强令医患双方进行会谈。1 月 3 日，院方强调加西已经去世，让患方把加西移走。患方律师要求法官让医院对加西施行气管和胃造瘘术，但法官最终拒绝了。这表明，事情到此为止了。

第七章

一家美国医院的倒闭

2010年4月14日，圣云山医院门口停了几部警车，大堂里站着10多名警察，荷枪实弹，如临大敌。不知道的还以为发生了恐怖袭击，实际上是因为医院倒闭，害怕被解雇的员工闹事。《纽约时报》做了报道：

> 纽约最大的天主教医院倒闭了，4月14日是医院最后一天接受患者的日子，助产士打电话给一位过期妊娠的产妇："如果你想在这家医院分娩，今天你来医院，我给你引产，否则你得去另一家医院。"产妇决定来医院分娩。进入医院大楼后，通向产房的电梯里，部分按钮已经贴上胶纸，表示该层楼已经关闭。整个产房空空如也，婴儿出生后，产房工作人员在庆祝新生儿诞生的同时也哭了。工作人员互说再见："也许我们会再见，也许不会。"
>
> 这位新生儿是医院最后接生的孩子。

在中国生活多年，我从没见过医院破产，更别说大医院破产。这家医院是纽约首屈一指的医院，有900张床位，每年进行15000台手术，作为曾在医院工作的我，一直认为哪怕美国破产了，这家医院也不会破产。但事实就摆在面前，这就是美国，没有哪个企业有"免死金牌"。大，不是不能破产的理由，泰坦尼克下水的时候，人们都认为这是一艘永不沉没的船，可当它下沉的时候，人们才如梦方醒——只要是铁做的就会沉！

有着150多年历史的医院怎么说倒闭就倒闭了呢？事情要从3个月前说起。

风起青萍之末

1 月 24 日，科室主任纽曼发出邮件，告诉大家医院欠下 7 亿美元的债务，前景不妙。据说医院有 80% 的倒闭可能性。早上上班，大家话都不多，显然许多人和我一样，担心自己的将来。下午科室开会，谈到医院的财政危机，主任建议我们应该开始找工作。

今天医院开记者招待会，某些政治家义正词严地说，要为老百姓谋利益，宣称社区需要医疗服务，医院的关闭将影响人们的就医。可是医院 7 亿美元的债务如何解决？空喊口号有用吗？州政府的财政永远是紧张的，不能对政府抱有太大的期望。在美国，杀人不一定偿命，但欠债一定要还钱。总统来了都没用，除非他愿意帮你还钱。

住在新泽西州的医生开始申请该州的行医执照，这需要 6 个月，或恢复已有的执照，这需要 2700 美元。有人开始找工作，有人担心退休金。

第二天，人们在急诊室大门前集会，抗议医院倒闭。我们医院东面 1.9 千米有以色列医院，南面 4.6 千米有下城医院，北面 4.9 千米有圣路克医院。如果医院倒闭，患者需要到这些医院看病。我们医院为西下城的数十万老百姓服务。如果医院关闭，肯定会影响老百姓的就医。医院员工和社区政客参加会议，电视台也来人拍摄。据说某些政治家出面为民请愿，把医院倒闭的事情闹到了华盛顿，以此向奥巴马的新医改抗议。我们医院的患者有65%~70% 属于医疗照顾和医疗救济，也就是说政府是我们医院的最大付款人。政府为了节省医疗经费，减少了对医院的付费，医院马上生存艰难。

作为安抚，纽约州给了医院 600 万紧急贷款，可这是杯水车薪，据说这 600 万是应付明天的工资，照主任的说法，刚够我们喘气。

减　　薪

圣云仙医院从正大联合会计事务所聘请了一名首席重组官托尼进行医院改组。托尼将直接向理事会报告，月薪为 12.5 万美元，他的团队薪酬是按小时计算的，这将是医院另一项庞大的开支。托尼写信给医院员工，说该组织已经开展工作，和护士工会、1199 工会、债主、银行进行谈判，寻求解决办法，并告诫大家不要听信传言，也不要相信媒体的报道，该组织将会在第一时间把商讨的结果告诉大家。

医院早就开始散布要减薪的消息，一方面为了减少开支，另一方面希望员工听到减薪的消息后自动辞职，这样医院就不用付遣散费——一年工龄付一个星期的工资。

护士被要求对医院减薪 15% 的措施进行投票，如果大多数人同意，工会将允许医院减薪。护士们当然不同意减薪，纷纷表示反对，甚至有几个开始另找工作。

护士工会代表到每个病区做护士的工作。工会代表说两个工会的会员和非工会员工减薪 15%，中层管理人员减 20%，高层管理人员减 25%。这样，护士工会（900 名护士）节省 240 万美元，1199 工会节省 310 万美元，非工会员工节省 400 万美元，减薪将持续 120 天。可总开支才减少不到 1000 万美元，对医院庞大的债务来讲仍然是九牛一毛。雇员们对工资让步，表示愿意为避免医院关闭做出努力，这样跟债主谈判时医院也会有话说——我们愿意减薪来维持医院的运转，你也得想办法减少一点债务或利息。如果所有员工都不让步，下个星期医院将无法发工资，倒闭是跑不了的。医院倒闭，即使工会能将欠薪追回来，大概也要数年时间。总而言之，工会代表是劝护士们接受减薪。

许多年前医院内设有护校，培养了大批护理人员。护校为其毕业生发相当于中国的中专文凭，毕业后考护士执照。很多护士毕业后留在医院工作，工资不错，环境也熟悉。不少缺乏上进心的护士就这么年复一年地待着，不愿意学习新知识。可时代不同了，护士理论也在发展。这种只提供中专文凭的护校逐渐关闭了。如果医院经营得好，这些护士将在医院工作到退休，现在医院面临倒闭，这些护士也要考虑找工作，上网一查，很多护士职位都要求大专学位，本科学位的优先考虑，这使面临减薪甚至失业的护士压力很大。

2 天后，1199 工会会员同意 10% 的减薪，护士工会和医院其他非工会、非管理人员也将按照这个标准减薪，120 天后再根据情况重新决定薪酬。同一天，医院辞掉了 32 位医生以及 300 位其他雇员，其中包括食堂员工、维修技术员等。

护士的问题解决了，医生呢？年资短的基本都开始另找出路，高年资的基本不打算另找工作，要等到最后的时刻。如果他们找新工作，要适应新环境，还得从最底层做起，退休金也是个问题。

许多医生在医院的门诊部开诊所，诊所装修、购买仪器花了不少钱。本来和医院签了合同，如果在合同期内医院毁约，医院应该赔偿医生的损失，不过医院破产了，医院资不抵债，不可能赔偿，几十万美元的投资打了水漂。关闭诊所后到哪里重新开？即使有地方开也得重新花钱装修，而且让自己的患者接受新诊所的位置又谈何容易？

有 70 位医生愿意免费工作 120 天。美国医生的收入是计件工资，看一个患者赚一份诊金。大多数医生自行开业，他们和医院是合作关系，自己的患者住院，医生到医院看患者，赚的仍然是诊金，医院基本不付工资。但是由于医院需要 24 小时的医疗服务，还是要雇一些医生值班，其雇佣方式比较复杂。例如有的外科医生自己有诊所，又为医院值班，会拿值班费。这个医生的主要收入来自自己的诊所，值班费不多，他们免费工作 120 天比较容易。有的医生是医院的全职雇员，免费工作 120 天不大可能。无论如何，某些医生愿意免费工作仍然是表明一种姿态——我们愿意挽救医院。

工会的作用

在美国，企业破产时，总会看到工会人员的身影，我们谈谈美国的工会。

刚来美国时，由于不懂英文，连最低级的工作都找不到。几经周折，终于在一家医院找到了一份文员的工作，并成为工会会员。

这个工会组织了数家医院的工人，包括清洁工、文员、技术工人和部分护士。作为工会会员，我们要向工会缴纳会费，10 多年前，年费是 400~500 美元。后来，我转了一份工资更高的岗位，会费就增加了。工会规模相当大，会员上万人。会费，加上医院向工会缴的各种费用，工会也蛮有钱的。在曼哈顿，工会买了自己的办公大楼。前几年，一家医院的资金周转不过来，工会还借给他们好几百万美元。工会有工会领导、律师、财经专家，当然他们不是为工人白干活的，他们也是工薪阶层。工会每隔几年就代表会员与医院谈判，为工人争取福利。

他们和院方定下每个工种的职责、工资、院方辞退工人的条例以及员工休假制度等。律师是签合同的专家，所有这些条例经过律师审核后，简直是滴水不漏，这都是为了最大限度地保护会员的利益。财经专家对医院的财务了如指掌，也做过市场调查，了解各个工种工资的市场价值，也知道每年的通货膨胀率及生活指数。与医院谈判的时候，一大堆数字摆在谈判桌上，加薪的理由娓娓道来，似乎工资是非加不可。当然院方也不是省油的灯，他们也有律师、财经专家。双方是各出奇招，各为其主，一边是漫天要价，另一边是落地还钱。最后，大家都让一点，协议才能达成。

工会的利和弊

滥用职权大概是人的天性，当官的有职有权，利用职权欺压老百姓时有所闻。工会的会员一般是劳工阶层，文化水平、专业知识和工资都不高，是弱势人群。被上级欺负时，大多数只能忍气吞声，面对财大气粗的官员，能据理相争的不多，而且就算争了，赢面也不大。但是有压迫就会有反抗。老百姓受了欺负，心里不高兴又无处可诉，会做出一些暴力的事情，这就会影响到社会的安定。工会的领导、御用的专业人士——律师、会计师都是社会的精英，熟悉法律，懂财政，还是谈判高手。有他们为会员们提供专业服务，当然要比自己单枪匹马地和官员争斗好得多。会员交会费，差不多等于买保险。哪一位会员需要帮助，工会都会提供专业服务。有了工会做后盾，官员就不敢随便欺负人了。这样，工会就起到了平衡社会各个阶层的作用。

雇员有了工会的保护当然是好事，但是有少部分人却喜欢钻空子。比如，手术室刚做完一台手术，需要清洁后才能开始下一台手术。如果清洁工正在休息，他会拒绝做清洁，因为工会规定他有权利休息后再工作，但这就影响了手术室的正常运转，浪费了医院的人力物力。我就见过不少懒惰的工人，在工会的保护伞下，能偷懒就偷懒。

在医院，作为文员，我的工作是向保险公司和患者发送账单。可我发现许多同事糊里糊涂，账单积压在他们的抽屉里，根本就没送出去。他们都是高中毕业，应付一般的工作还可以，遇到保险公司和患者之间有纠纷，就不知道如何处理这些账单，因此积压下来了。我想办法处理了这些呆账，保证了医院的收入。但工会的制度是同工同酬，职位一样，工资也一样，与个人的表现和贡献没关系。这不利于调动员工的积极性。

不是每一家医院的工人都是工会会员。我曾经问过一些朋友，为什么会选择到非工会医院工作？他们说，在工会的保护下，会员的积极性比较低，创造的价值也低，这也限制了个人工资的增长。懒惰的会员受到工会的保护，医院也很难把他们辞掉，别人只好多干一些。长此以往，同事间的矛盾就产生了。在非工会医院工作表现好，工资就多一些。

罢　工

在美国的工业化进程中，发生过无数次的罢工，有些罢工的确维护了工人的权益，最著名的罢工大概是 1886 年 5 月 1 日发生在芝加哥的 21 万工人为争取 8 小时工作制的罢工。我本人没有经历过罢工。在成为工会会员前，工会曾组织了一次为期两个星期的罢工。

医院是一个每天 24 小时、每年 365 天不停运转的机构。罢工后，医院每个部门的领导会把工人的工作承担下来。例如清洁工人的科长会把西装脱下来，去扫地，护士长来到病床旁照顾患者。医院的部门领导本身是专业人员，所有的技术工作都难不倒他们。急诊室照常开，急诊手术照常做，而非急诊工作全部停止。罢工期间，中层领导住在医院内，维持医院的基本服务。

罢工时，工会派会员在医院门口值班，劝阻愿意上班的会员进入医院。劝阻只是口头上的，动手是触犯法律的。不过口头劝阻也很有效，大家都认识，硬闯进医院上班实在不好意思。我的同事是心脏手术的灌注师，没有他，心脏手术做不了。罢工期间，心脏外科医生打电话，让他来做一个紧急心脏手术。在医院门口，他被拦住，只好解释，他是支持工会的，只是来做个紧急手术，工会才放他进去了。

罢工期间，工会会员当然没有工资。工会发给会员少量补助，仅够吃饭，但房贷、车贷还需要会员自己承担。由于罢工拖下去对工人很不利，因此，工会方面的压力也很大。他们的工作是维护工人的权益，而不是把他们推进火坑。他们夜以继日地和院方谈判，希望尽早达成协议，结束罢工。

罢工赢的机会是极少的，院方不是傻瓜，他们也不希望罢工来影响生意，可以在谈判桌上同意的条件他们会尽量和工会协商，而不能答应的条件，他们也不会在罢工后同意。两周没有工资，工人的损失很大，就算罢工后，院方同意给你加百分之零点几的工资，但至少要花上十年八年的时间工人才能把两周损失的工资补回来，这也能算是胜利吗?

工人、工会和雇主是对立的共存体，缺一不可。曾经有些工人和工会在雇主经济条件不好的情况下，坚持要求加薪并进行罢工，结果雇主宣布破产，工人们失业。皮之不存，毛将焉附?雇主没了，工人只好另找工作，工会也就解散了，这是同归于尽的做法。

找 工 作

近些日子，手术室陆续有雇员递交辞职信或申请退休，由于害怕失去积存的假期，请病假的人数明显增加，手术室常常因缺少人手而无法开展手术。主任亲自给手术室员工开会，谈到谈判的最新进展，似乎医院的命运往好的方向发展。主任希望员工对医院有信心，坚守岗位，下个月医院的前景将更为明确，到时大家再做决定。

一位护士提到另一家医院倒闭的过程。一切似乎正常，人们正常上班，手术室继续做手术，医院关闭的那一天手术室安排了几十台手术。可医院突然宣布倒闭，下班的那一刻，大家都失业了，所有的人惊呆了。人生就是这么残酷。

昨天到一家公立医院逛了一下，这医院有 11 位麻醉医生，有 8 位医生没有专科执照。监管该医院的纽约大学麻醉科希望我们去取代那 8 位医生。我们不敢约时间面试，怕碰到那些医生引发敌意。我们只是去看了看医院的位置、环境、治安和停车的情况。

真该感谢美国的医生培训制度和医生执照制度。美国医生接受规范性培训，参加全国性统考，最终考取专科文凭。这种统一的培训和考核制度培养出来的医务人员水平比较均衡，他们可以到全国各地的大小医院、医学院校、科研单位和私人诊所找工作而不受歧视。相对而言，学术单位工资较低，但是很多医生愿意到这种单位工作，一段时间后，发表了某些论文，获得了经验，就很容易找到好工作，如当医学院领导、科室主任，甚至政府官员等。

我们找工作的手段离不开发履历表、面试、找熟人等。找熟人和中国的走后门不同。作为领导，对雇员的要求是技术过硬，不一定是尖子，但绝不能是笨蛋。要有能力，有团队精神，能与同事和平相处。履历表只能反映申请人的教育和培训的经历，甚至工作能力，而团队精神和性格却反映不出来。因此，科室领导愿意找熟人了解申请人的情况。用人者喜欢找熟人，求职者也喜欢找熟人，一方面可以通过熟人了解新职位的情况，另一方面也可以了解雇主的其他情况。我们科室主任叫秘书把每位主治医生的资料整理好，放进电脑储存，告诉大家需要任何帮助，他都会全力支持。

有保险，没医生

和心脏内科医生马克聊天，他提到 2015 年 1 月起保险公司给心脏医生的付费减少了 30%，而他诊所的开支则不断增加，现在国家控制的老人医疗保险（medicare）从星期一起减少医生费 21%。两个月内这位医生的诊金减少了 44%。

马克是电视台的特邀新闻人，报纸发表了他的文章。

原先 medicare 付 53 美元作为他的诊金，减少 21% 后，变成 40 美元，而其他私人医疗保险公司则付 70 美元。自从 2001 年起，medicare 给内科医生的付费就没有变化，连跟通货膨胀相适应的增长都没有，而 10 年来，诊所的运行费用却增加了 20%。

没有人愿意坐以待毙，很多医生决定拒绝接受某种保险的付费标准，也就是说，患者看病要先交诊金，然后自行去保险公司报销，这样患者的自付额将会大大增加。患者不得不去找愿意接受保险付费的医生，但只有 28% 的人能够如愿。有 64% 的医院神经外科把 medicare 患者转给个体医生，可个体医生也在减少接受这类患者，这就出现了“有保险没医生”的尴尬现象。

密歇根州的Flint市是通用汽车厂的发源地，2000年人口为12万人，2008年人口为11万。癌症专科医生萨哈瑞决定拒绝接受Medicard（穷人保险）患者。他说Medicard付他25美元的诊金，他看一位患者就亏一次钱，诊所经理早就叫他拒绝接受这种保险，现在州政府决定还要减少8%（诊金23美元），他终于决定停止接受Medicard。

产科医生莫妮卡，Medicard付她诊金29.43美元，而蓝十字付她69.63美元。剖宫产手术费，Medicard付她842.16美元，而蓝十字付她1393.31美元。只接受Medicard的患者使她无法支付42800美元的医疗责任保险和诊所的其他开支，而且Medicard的患者平时不看医生，风险比一般人高，发生医疗诉讼的概率也高。

Medicard是由联邦政府和州政府支付的医疗保险，是为穷人建立的政府医疗保险。由于财政困难，2014，密歇根州减少了8%的医疗支付，州长还打算向医生征收3%的税。

Flint市的失业率高达27%，2001年起，Medicard的人数增加了37%，而接受Medicard的医生人数却在不断下降。人们只好到政府资助的诊所看病，患者多，等候的时间从2008年的6个星期延长到现在的4个月。人们只好到急诊室寻求治疗，然而离开急诊室的患者却无法找到随访的医生。

离Flint 90英里的密西根医学中心关闭了产科诊所。因为Medicard的付费不到它们日常开支的65%，附近的两家医院也有同样的打算，这样附近的16个县镇将没有产科服务。

> 由于给医生付费的减少和潜在的新税收，在医学院求学时欠下巨款的新医生们在完成培训后迅速逃离Flint。由于无法找到愿意接受Medicard的医生，一位母亲开了2个小时的车，带孩子看了5分钟的专科医生，几天后母亲将再次开车到这位医生的诊所为孩子做扁桃腺切除术。

这是《纽约时报》上刊发的文章，题目是《由于Medicard付费减少，患者将被抛弃》。文章发表后，网上有近700个评论，有趣的是，其中一个评论者自称我们医院的医生，评论如下："作为医生，我对萨哈瑞放弃照顾垂死患者而感到不安。我从来不会因为患者不能付款而拒绝为他们看病。当然，这是医院每年亏损数百万美元的原因之一，现在医院面临倒闭。"

另一个评论指出：70多岁的父亲在芝加哥做内科医生，他接受Medicard，他的年薪约7万美元，还不如我这个做工程师的儿子。父亲总是担心自己退休后没有医生愿意看他的患者，因此他不敢退休。

看来他是位白求恩似的医生，可惜美国没有"学雷锋"运动，也从来不说"榜样的力量是无穷的"，就连他的儿子也不愿意走他的路，更不要提大部分的美国医生愿意像他那样赔本做买卖了。

只要牵扯到利益，就必然有矛盾，就少不了一番讨价还价，这在市场经济的社会再正常不过。医、患之间，或者医、保之间自然不能免俗，美国医生是不会因为自己从事高尚的、受人尊敬的工作而放弃对自身利益的争取，当自己的利益受到损害时，该申诉的申诉，该示威的示威，实在不行就关门大吉，一点都不含糊，没有人指责他们。

巨额债务如何欠下

今天值班，和器械公司的业务员聊天。她说医院欠公司约 10 万美元，由于医院目前的信用危机，公司要求医院先付款才送货。最近医院没钱付款，所有的订单都冻结了。为了维持和医生的关系，也为了表示某种忠诚和对医生的支持，她还是上门协助手术。她负责几家医院，其他几家医院还能给她带来收入。

医院许多必需的物品，小到针头，大到磁共振，基本都是货到后才付款。医院需要一个信用来获得信用额。由于医院历史悠久、规模大，拿到这种信用并不困难。

当圣云仙医院遇到经济困难时，医疗器械公司会借钱给医院，当然钱也不是白给的，医院须用其地产做抵押，器械公司为产品找到稳定的出路，应该说这是双赢的交易。

由于医疗器械发展很快，CT、磁共振、PET-CT、3D 腹腔镜等越来越先进，医院没有钱购买这么多仪器，只好长期租用，几年后再租赁更新的设备。

医院财政危机曝光前，已经听到医疗器材公司的业务员抱怨回款困难，我们也总是缺少某些器材。尽管如此，我还是没有太担心，因为这种情况常常发生，狼来了的故事听得多了，警惕性往往会降低。估计债主们也这么想，他们以为医院有昂贵的地产做抵押，用不着担心。

终于有一天，债务远远超过了医院地产的价值。债主们急了，再也没有银行愿意借钱，医院无法继续运行了。

医院重组官员召开会议，报告重组的进展，医院已经决定出售某些财产偿还债务，有好几个医疗机构对接管医院感兴趣。上个月底是重组的最后期限，由于问题尚未解决，债主再借 500 万，州政府再借 100 万来维持周转。医务人员的减薪由上月中旬开始，这个月的工资支票就可以反映减薪造成收入的减少。近期医院没有解雇的计划，每星期医院的运营成本是 500 万。

近期的手术量大为减少，据可靠消息，某些外科医生已经在别的医院拿到行医权，把手术安排到其他医院。看来人们正在逃离这艘破船。

免费手术

今天做了两个儿科手术，患儿来自低收入家庭，只有政府提供的医疗救济，这种保险基本不付或只付极低的医生费，可以说白干。而我们平均每个工作日的误医保险费要 120 美元，自己购买的医疗、残障等保险约 80 美元 / 天，我估计这两个手术给我带来的收入还不够保险费，这不止白干，而是亏本。不过我们做的其他手术收入不错，日子还过得去。

下午手术室开欢送会，向4位离职护士道别，下个星期还有两位护士离职。和不同部门的朋友聊天，这些日子离职的人数不断增加，主要是中层管理人员、护士、检验室技师。如果别的医院来接管这医院，管理层将进行大换血，上层几乎全部换掉，中层肯定有部分被解雇。与其被解雇后再找工作，不如现在就找活路。护士技术员都是有执照的专业人士，有基本的市场价值，到别的地方工作的工资和福利基本相同，他们既不愿意接受减薪，也不愿意承担每天可能失去工作的精神压力，找到新工作就辞职了。

1199工会会员离职的极少，他们缺乏技术和执照，找到工作的可能性比较小，只好走着瞧了。

晚上在产科值班，没有结婚但已有个4岁的儿子的24岁产妇需要做剖宫产。这种手术常规要做腰麻。她体重138千克，我做腰麻时要在患者背上根据脊椎棘突定位，除了松弛震颤的肥肉，我在她背上什么都摸不到。也许运气好，我还是成功打好了腰麻，手术顺利。可这仍然是高风险的工作，患者本身是高危患者，麻醉风险极高，承受了如此高的风险我能获得什么回报呢？

她是个穷人，当体重达到这种程度，就属于半残障人士。她两条不成比例的腿很难支撑沉重的身体，举步维艰。肥胖还会造成腰疼腿疼、糖尿病、高血压等疾病。而这位女士20岁生第一个孩子，肯定没有完成高等教育，家里有孩子也不能上班。政府出钱养着她们母子，现在她又生了个孩子，政府只好增加救济金。

最后的努力

医院所在的位置是美国房价最贵的地区之一，一位同事在附近有一套 48 平方米的公寓，价值 62.5 万美元。很多机构对这块地垂涎三尺，一个名为 CHP 的医疗机构想买下医院的债务和财产，然后把医院关闭，楼房卖给地产商，医院的患者将流到 CHP 旗下的医院。但这个交易最终未能做成，因为我们医院关闭后，CHP 可以垄断整个地区的医疗系统，这违反了反垄断法。

现在谈判桌上只剩下 M 医院了，M 医院的官员已经和医院进行了多轮谈判，总的来讲，他们认为我们医院的位置、架构、学术活动以及名声都不错，是个有潜力的医院。经过数星期的协商，重组小组和 M 医院在许多问题上基本达成协议，现在的问题在于如何恢复住院医生培训基地。

由于有住院医生值班，我们医院除了急诊科和麻醉科，其他科室基本没有主治医生留驻医院值班。如果失去了住院医生，医院将不得不聘用主治医生和医生助理值班，这个费用相当大。所以，M 医院要确认住院医生培训基地的存在才肯接管我们医院。

我们医院的重组小组，M 医院的官员打算飞往芝加哥和 ACGME（美国毕业后教育认证委员会）的官员会谈，希望 ACGME 能特殊情况特殊处理，重新给我们医院的各个专科住院医生培训基地认证。

ACGME 的官员对住院医生进行了调查，证明我们能够为他们的培训提供足够的病种，教学力量和各种专科的轮转，等等。只是像我们医院这种特殊的情况，ACGME 也没碰到过，要开先例的话也应该定个章程。

天有不测风云，一周后，M 医院决定退出，最后的希望破灭了。

我们医院的产科和精神病科的患者很多是穷人，是长期亏本的科室。M 医院表示接管医院后将关闭产科和精神病科。传言说是我们医院的董事会，又有传言说是卫生局，总之某机构禁止 M 医院关闭这两个科室。M 医院决定离开。

在这两个月的挣扎中，医院花掉了州政府和债权人的 2000 万美元，请问有哪个机构能如此不停地给医院“输血”？

有人认为是纽约州卫生局官员丹尼斯说服 M 医院不要接管，让我们医院关闭。他曾经担任我们医院竞争对手的管理人，关闭我们医院是为了帮助该医院获得患者，以利于那家医院的生存。丹尼斯的发言人否定这种传言，他认为我们医院的商业模式是不可能生存的。

我们医院关闭后，临近医院的急诊室、住院部感到极大的压力。一家医院的急诊室人满为患，来住院的患者无法找到床位，医院只好把茶餐厅改为临时病房。由于医疗条件差强人意，医务人员工作起来并不顺手，质量就难以保证了。动员了所有资源，这家医院仍然无法照顾蜂拥而至的患者，要求把患者分流到别的医院去。

在这个地区，我们医院是规模最大、服务范围最广、医疗质量最高的教学医院，有该地区唯一的 level 1 外伤中心。医院位于地价最昂贵的地段，医院大楼占了整条街道，现在关闭了，报纸已经提到地产商发展的计划。

听到这些医疗水平比我们差的医院忙不过来，而我们却不得不接受倒闭的命运，心里真不是滋味。

医院为何会倒闭

一家有着 150 年历史的医院在短短两个多月内轰然倒塌，所有的人都感到惊讶。这到底是为什么?《纽约时报》发表了这样一篇文章。

> 有着 150 余年历史的圣云仙医院已经成为格林尼治村的标志，为诗人、作家、艺术家、穷人、劳工阶级和同性恋服务。他们从仁慈和慈善的角度对患者提供医疗照顾，服务穷人是这家医院的宗旨。
>
> 1849 年的霍乱，1912 年泰坦尼克号豪华游轮的沉没，9·11 事件，2009 年客机迫降哈德逊河，圣云仙医院为这些灾难性事件的受害者提供了急救服务。历史上医院为居住在当地穷困潦倒的艺术家们、20 世纪 80 年代的艾滋病患者们提供了

医疗服务。但是现在医院正在垂死挣扎，也许纽约最后一家天主教医院的丧钟已经敲响。一家曾如此辉煌的医院如何走到破产的地步?

尽管医院面临倒闭的命运，但医院董事会副主席简修女宣称:“我们不能离开，慈善团体的根本宗旨就是服务穷人。”

这个“服务穷人”的宗旨伟大而过时，医院也因此陷入困境。

当别的医院购买先进的医疗仪器，使用最先进的技术吸引可付费的患者时，圣云仙仍然以“有爱心”的服务为号召，和市政府签订合同，照顾无家可归的流浪汉。据统计，医院的急诊量稳步增长，而入院率却不断降低（这是收入的主要来源），显然医院的急诊室成了穷人的门诊部，这些耗费人力物力的服务很难获得任何经济利益，医院的财政困难也就不难理解了。

随着时间的推移，格林尼治村已经变成了中产阶级或贵族的地区，而圣云仙医院并没有与时俱进。它照顾的是老“村民”，到急诊室看一下，每张床都挤满了人，大多数是老年人，有的来自唐人街。急诊室有温馨的照顾，却不像别的医院有咖啡的香味。

每年急诊室接诊6.2万人次，分娩1800例，住院2.2万人次，总共26万的门诊量，这些数字在纽约地区的医院首屈一指，但医院却连年赤字。匿名的管理人员告诉记者，问题在于以下因素——医院照顾了高比例的穷人和没有保险的患者；老人保险和穷人保险减少了付费；而医院无法和保险公司谈判获得比较高的付费，不得不接受低于市场价格30%的费用。

表面上看圣云仙医院的倒闭是一个局部地区的不幸事件，但事实并非如此，这给我们敲响了警钟——纽约的医疗行业已陷入危机。

自2000年以来，纽约已经关闭了17家医院，导致禽流感爆发时每个医院的急诊室都人满为患。大多数医院关闭，除了当地居民，几乎没有引起任何关注。就在圣云仙医院关闭的几个星期内，勒诺克斯山医院、上东城的精品医院，也相继关闭或被收购。

纽约地区的医院财政困难是普遍性的。即使最有名的医院，如纽约长老会医院、西奈山医院都是勉强维持运转，负债累累。

2008年，纽约市的医院亏损了30亿，亏损率为6%，而全美国的医院平均盈利为4%。对于医院来说，盈利3%是必需的，这样才能保证医院的正常运转。

那么纽约的医院是如何处理亏损的呢？医院管理人说："如果过去医院积累了财富，你消耗财富来亏损，然后减员工，有的时候可能降低患者的安全性；然后你减少仪器的开支，使用过期的机器，最后你宣布破产。"

纽约的医疗比其他地区昂贵，由于纽约强大的工会力量，医院60%的费用用于工作人员工资和福利。城市医疗的特点是急性、重症、复杂的患者多，造成医患比例最高，为5.6，高过全国平均值15%。院长们的年薪以数百万美元计。地价高昂，医院大楼的成本是600美元/平方英尺，加上设备，每张床位的成本是150万美元。由于纽约的陪审团通常同情原告，医院的误医保险费是全国的2倍。

纽约大量的老人、低收入者、非法移民、滥用药物者、精神病患者平时缺乏基本的医疗照顾，当他们到医院寻求治疗时，往往是病情严重而复杂，从而增加了医疗费用。由于道德和法律的规定，不管患者有没有钱，医院一定得收治，医治这类患者增加了平均住院天数至6.6天（全国5.5天）。纽约卫生局认为如果纽约能够把住院天数降到5.5天，将节省34亿美元。

可是照顾如此严重的患者，如何能减少住院天数呢？尤其是那些无家可归的流浪汉，医院把病治好了，还要负责任找到可居住的地方，找到可以提供随访的诊所。老人家病后无法照顾自己，医院还要安排好生活助理后才能让患者出院，所有这些都是时间、人力和物力成本。

医院的收入有4个部分：穷人医保、老人医保、私人医保和私人缴费。2008年纽约约1/3的非老人患者是穷人医保，这个比例高于全国平均数75%，这类患者占住院患者的39%，如此多的穷人需要医治，作为穷人医保的老板——州政府则自2007年开始，9次减少付费，少付了9亿美元。

穷人医保在给医院付资不足方面臭名昭著，典型的是它只支付急诊室实际成本的一半；颅脑出血治疗的92%；关节置换术的81%；高风险分娩的64%。例如62岁的安娜患有肾病、心衰、二尖瓣病变、慢性肺病。她因胸痛到急诊室就医，诊断为心梗。由于她病情复杂，被转到最有名的公立医院，在那里她住了 3 天的 CCU，接受了多种检查。然后她被转到普通病房。6 天的住院费为 19254 美元。穷人医保只支付 16559 美元，医院亏损了 2695 美元。

占患者总数 25% 的私人医保患者是可以让医院赢利的，医院只好借此填补其他患者造成的亏损。全美国 65% 的年轻人有私人医保，而纽约只有 50%，而医院是否能生存在于私人医保患者的比例。更糟糕的是，这部分患者正在流失。由于对所有患者一视同仁，住在格林尼治村的中产和贵族阶级均不愿到圣云仙医院就诊。一位医生说:“首先我们被贴上艾滋病的标签，然后我们有大量贫困患者，有人不愿意和这些穷病友住在同一病房。”

2009 年，北岸 –LIJ 医院的收入接近 50 亿，利润 2%。这医院服务的地区只有 18% 的 Medicard 患者。从经营的角度讲，北岸 –LIJ 是成功的。但是它的管理模式是冷酷无情的，这种模式为传统医院所不齿。该医院的总裁道林对此不以为然，说道:“有的医院垂死挣扎的时候仍然抱着传统不放，临终前仍然认为他们做的是对的。”

同工同酬

再次回医院整理文件，看到同事基本上都找到了新工作，包括一名还有 2 个月就要分娩的孕妇、一位 69 岁的德国籍护士，还有一位 70 岁的韩国籍医生。

也许有人感到奇怪，这 3 位也能找到工作吗？答案是肯定的。由于美国没有对老人、孕妇的照顾政策，找工作时得考虑自己的实际情况。

韩国籍同事 70 岁了，一直全职值夜班。由于他工作认真负责，且经验丰富，很多外科医生很乐意与他合作。我问他有何打算。他说他在佛罗里达州有房子，医院关了后他就把这里的房子卖了搬到佛罗里达去。他的房子每年的地税超过 2 万美元，所以必须得卖。我问他这么大年纪了，为何还要工作，他说不工作不知道该干啥。不少美国医生工作一辈子，工作是生活的一部分，他们喜欢工作，喜欢医生的职业。97 岁德贝基教授患了主动脉夹层做了手术后继续工作。《纽约时报》的一篇文章谈到了一位普通医生伦道夫于 1948—1997 年在他自己维多利亚式的家里行医，每个星期工作 80~100 小时，他随时看患者，一天 24 小时，一年 365 天。2015 年 3 月伦道夫医生以 92 岁的高龄逝世。

70 岁的人和 30 岁的人一样值夜班，干一样的活，拿一样的钱，在中国有点不可思议，但美国就是这样。因为美国崇尚平等，崇尚同工同酬。

中国医院有着森严的等级制度，住院医、主治医、副高、正高。年轻的时候收入少，干活多，被上级医生剥削。等到自己当上级医生的时候，再去剥削别人。这种剥削肯定破坏人与人的关系，也阻碍了年轻医生的成长，独立行医的机会被限制。一位著名外科医生拉钩拉到 45 岁才有资格单独做手术，现在他 60 多岁了也不让别人单独做手术，基本上年轻医生切皮缝口，他只上台做最重要的部分。他的理论是“老子当年拉钩到 45 岁，现在正是赚钱的时候，你想上位，没门”。他的心理不正常，变本加厉地盘剥别人。

美国医生的培训过程很艰苦，但毕业后即可独当一面，不必在上级医生的指导下工作。尽管拉钩是外科医生成长的必然过程，但也不可能拉钩 20 年。完成培训后的医生水平比较平均，收入也比较接近。刚毕业的主治医生工资稍微低一点，一般 3~5 年后他们和高年资的主治医生工资基本一样。到了年纪稍长，如果经济压力减少，自己也不想工作得太累，可以选择减少工作量，当然工资也减少。以麻醉医生为例，不值夜班的话工资减少 1/3。全职月薪 3 万美金，不值夜班的工资约 2 万，其他医生多值夜班，可能 3.5 万。如果有医生只愿意每周工作 3 天，他的工资只有 1.5 万。

中国一些单位有对年长工作人员的优惠政策，例如某些工人到了 40 岁或 45 岁就不需要值夜班而工资却更高。雇员认为工作到一定年龄应该受到照顾，岂不知这种照顾造成了这个年龄组的某些个体获得利益，而整体却被排挤的现象，它将一个群体的弱势给凸现出来，让主体社会见到这个群体，就会想到他们的问题，而不是作为个体区别对待。而美国法律禁止年龄歧视，但也不允许“婆婆”剥削“媳妇”。所以我们去找工作，只要胜任本职，基本可以找到工作而不会因年龄受到歧视。

最后一天

这是急诊室最后一天开诊，之后，急救车将把所有患者送到别的医院，某些医院的急诊室已经人满为患，超负荷工作。

心导管室完成所有择期心脏介入操作后将关闭，我和心导管室的主任道别，技术高明的心内科主任无法控制感情，眼泪哗哗地流。男儿有泪不轻弹，尽管他已经在另一家医院获得行医权，可他还是洒下了“男儿泪”。

今天手术室的 17 个手术间安排了 60 台手术，由于医院关闭后，雇员们将失去储存起来的病假，结果许多人请病假，早上只有 4 间手术间开台，外科医生大吵大闹，患者当然也不满意。

从明天开始手术室只配备两个手术间来应付紧急手术，20 日是其他手术室工作人员的最后工作日，也就是说之后他们就失业了。

1199 会员失业后将继续保留他们的医疗保险等福利，工会将向失业会员继续发工资，工资额相当于目前的 80%。护士工会的会员在失业的那天失去工资和福利。所以，很多 1199 会员不打算找工作，打算拿着 80% 的工资在暑假休假，护士缺乏这个福利只好努力找工作，手停口停的日子可不好过。

整个医院弥漫着悲哀的气氛，人们互相道别，询问彼此的打算，交换电话号码，收拾个人物品。整个医院一片慌乱、一片萧条。我到 SICU 看了最后一眼，大门紧闭，一把大锁呈现在眼前，一切都已经成为过去。

我把私人物品收拾好拿回家，尽管几天后我仍然使用传呼机值班，但被叫回医院工作的机会几乎为零。所以，估计这是我最后一次回医院了，如果有一天我再踏入医院大楼，大楼可能变成豪华公寓了吧。

“Show has to go on, life has to go on.”（我们将继续自己的人生，在不同工作岗位上工作，在不同的人生道路中漫步。）

本地区最后一家天主教医院关闭了，“为穷人服务”的宗旨大概也随风而去。

尾声　入职培训

到新医院做入职培训，这是一家犹太人医院，成立于 1852 年。犹太人以会理财而闻名，据说华尔街的银行家多半是犹太人。由于和以前的医院有着截然不同的经营理念，医院的命运也有着天壤之别。天主教徒建的医院破产了，犹太人的医院则门庭若市。这家医院有 1200 张床位，有 17000 名员工。在美国 4000 多家医院中排名第 19 位。

给我们做培训的是史蒂夫，戏曲专业毕业，1999 年为了赚点学费到医院做兼职，没想到喜欢上了这家医院的文化，就一直留在了这里，还不断获得晋升，10 年后的今天成为高级培训官员。史蒂夫有演员天分，他讲课时声情并茂，极具感染力，他介绍了医院的历史、宗旨和医院的规章制度，这只是顺带介绍，培训的重头戏还是——如何为医院赚钱。

史蒂夫说尽管这家医院在纽约排行第二，在全美排行第十九，但医院的财务状况却不容乐观，毕竟有 1.7 万人要养，而且周边医院林立，竞争激烈，如何吸引患者、如何让医生把患者带到这儿来做手术是每一位员工的职责。我不禁暗叹，这么大的医院都有如此的紧迫感，难怪我以前的医院会破产。天生的危机感，这是犹太人的天性，这种天性使他们对钱异常敏感，他们会想尽各种办法赚钱。

比如他们做通了急救中心的工作，急救车把有保险的患者送到这家医院，没保险的送到公立医院，这种做法在我以前的医院是不可想象的，但绝对合法。另外，医院治疗一个患者到底是赚钱还是亏钱，与这个患者的住院时间息息相关，为此医院专门成立了一个机构，负责检查患者住院的必要性，达到出院条件的，1 分钟也不会让病人多待。当然医院有专人来为出院的患者善后——为慢性患者找养老院，为生活不能自理的患者安排家庭助理，为患者安排随诊医生，等等。

美国医院的绝大部分收入来自保险公司，与保险公司斗智斗勇绝对是一门学问。骗保肯定不行，一旦被告发有牢狱之灾，但如何从保险公司多拿钱还是有诀窍的，史蒂夫给我们传授了这些诀窍。

新患者就诊，基本要写完整病历，时间从 10 分钟到 1 个小时不等，付费是200美元到500美元。那么医生如何在合法的情况下获得500美元的付费标准呢？讲课的人告诉医生，如果没有记录，你的工作就不能获得承认（it is not written，it is not done），你花了1个小时检查患者，可能只获得30分钟的付费。这种做法，你不仅不能赚钱，可能还要赔钱。为健康人做体检和为一位有心脏病、糖尿病、肾衰患者做检查所花的时间有很大不同，付费当然也不同。如何来衡量这种不同呢？保险公司会为患者的病历打分，然后根据分数来付费。现以腹痛举个简单的例子。

患者的病史有8分，包括疼痛的位置、时间、严重程度、持续时间、病情的性质、可修饰因素（看了其他胃肠道医生，说明病情的复杂性），与其有关的其他因素（心脏病和糖尿病）。1~3分属于简单，4分以上属于细致，4分以上可以属于综合性检查，付费标准就更高了。体检有19分，2分以下属于简单，2~7分属于细致检查，8分加上一个系统的详细检查属于综合性检查。

如果你只描述腹部检查，你可能只获得简单检查的付费。所以，尽管患者以腹痛为主述，你还是应该描述其他身体部位的检查，就算是正常，也说明了你排除了其他诊断。例如你的检查显示听诊呼吸音正常，疼痛与呼吸没有关系，这种描述大概排除了疼痛与胸膜炎的关系。如果患者以胸痛来就诊，你只描述胸部检查的结果，然后写下“腹部正常”，总分的结果可能是细致检查；如果写下“腹部柔软，无压痛，无反跳痛，肠鸣音正常，肛门指检阴性”，这属于消化系统的详细检查，总分可能是“综合性检查”，可收取的费用将比较高。

由此可见，看一个新患者，病历写好，你的收费可能是蹩脚病历的 6 倍，这是在合法情况下获得最大的经济利益。当然你不应该造假，来体检的健康人没有症状，你绝不能加上头痛、胸痛、腹痛。如果你的病历只值 10 分钟的收费，你向保险公司收了 60 分钟的费用，则属于违法。为了防止保险公司来查病历时找医生的碴儿，医院内部也抽查医生的病历，拿着病历 1 分 1 分来计算，并把审查报告通知医生，在医生可能遇到收费麻烦之前把问题解决掉。

史蒂夫还举了个例子来改善医务人员和患者的交流。清洁工人尽量在患者离开病房时做清洁，结果患者认为整天都没人到病房做清洁，产生怨言。现在清洁工人在清洁后放了卡片在患者床头，告诉患者说我们已经做了病房清洁，例如换了床单、擦了床头桌子、扫了地板等，还放了纸条在厕所板上，表示卫生间清洁已完成，这样可以解除误会。所以，我们不仅是做了工作，更重要的是如何向患者展示自己的努力。

每个患者的病历里都有患者的驾照和医疗保险卡的复印件，以防患者使用别人的医疗保险。医院有专人来确认择期手术的患者拥有有效的医疗保险，手术已经获得保险公司的批准并愿意付费。保险公司对治疗项目有规定，例如患者要做巨乳缩小手术，保险公司要确认巨乳给患者带来的症状，例如肩背疼痛，做手术是为了减轻疼痛，而不是为了美容。

这些细微的工作保证医院的工作能获得回报，这种管理方式和原先医院那种不讲钱的做法完全不同，这大概是医院能生存的原因吧！

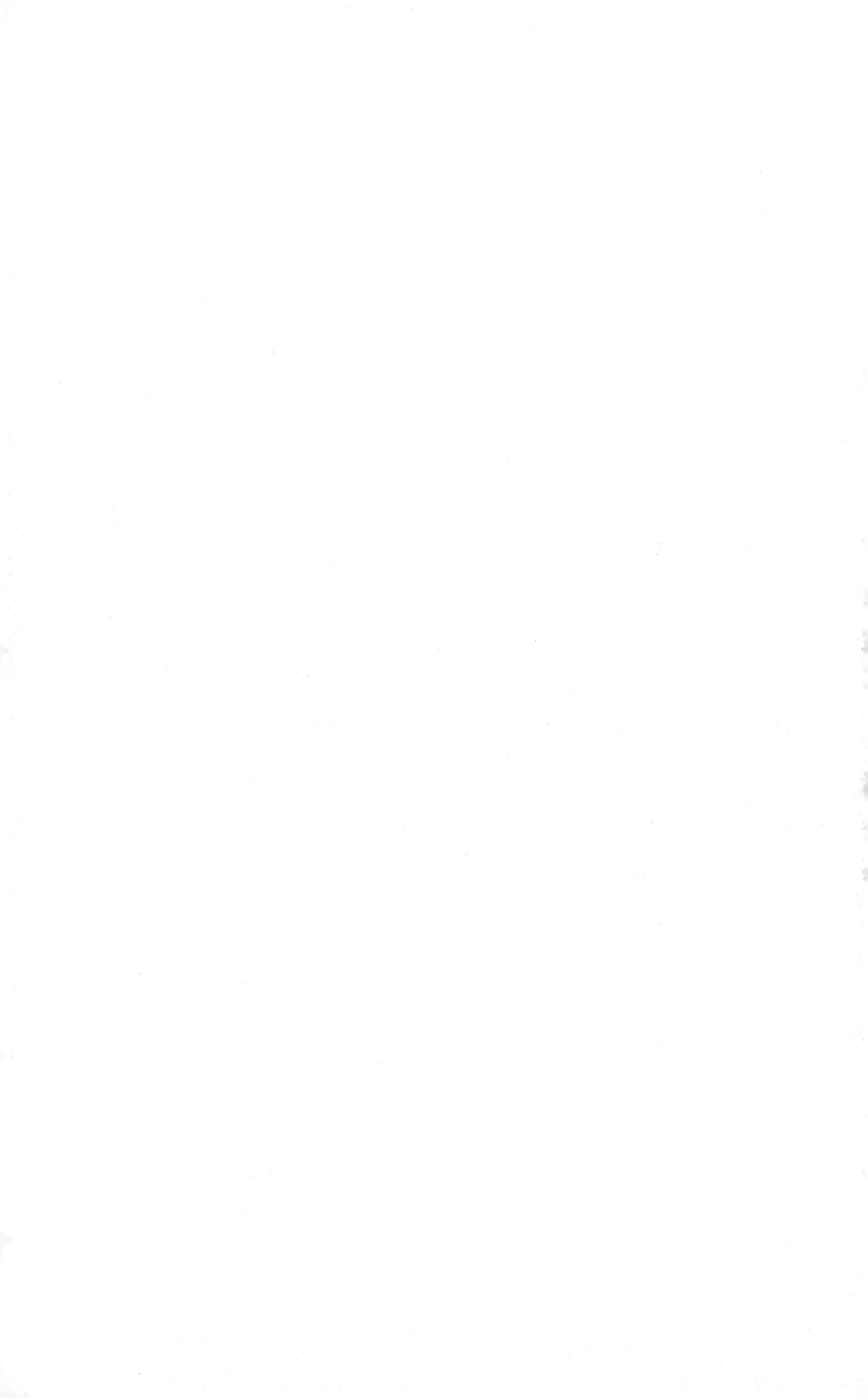